Montignac

Die neue Trendkost

mit glycaemic load

ARTULEN VERLAG GMBH
Luisenstraße 4
77654 Offenburg
DEUTSCHLAND

Telefon: 0781 9481883
Fax: 0781 9481782
E-Mail: post@artulen-verlag.de
Internet: www.montignac.de

Erste deutsche Auflage 2005

© 2004 Artulen Verlag, Offenburg
Alle Rechte vorbehalten

® »Montignac« und ⑯
sind eingetragene Warenzeichen

Fotos: Siehe Bildnachweis
Seite 147

Lektorat: Regine Schmidt,
Angela Strzeletz

Layout: text.verlagsservice, Berlin

Druck: Westermann Druck, Zwickau
Gedruckt auf umweltfreundlichem Papier

ISBN 3-930989-12-3

Montignac

Die neue Trendkost

mit glycaemic load

Aus dem Französischen von Regine Strauß und Julia Zelm

Wirksamkeit wissenschaftlich bewiesen

durch eine Studie von **Professor Dumesnil**, veröffentlicht im British Journal of Nutrition, 2001

»glycaemic load« = glykämische Last / glykämische Ladung

Inhaltsverzeichnis

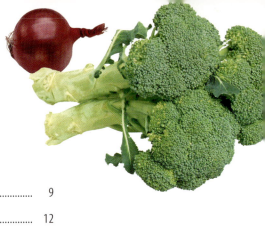

VORWORT 9

EINFÜHRUNG 12

KAPITEL 1 : Das amerikanische Paradox 20

- Besorgniserregende Entwicklung der Fettleibigkeit 20
- Eine negative Bilanz 21
- Verschiedene Studien belegen das amerikanische Paradox 22

KAPITEL 2 : Der Irrtum der traditionellen Diätetik 25

- Nutritive Eigenschaften oder Nährwert 26
- Der Nährwert des Nahrungsmittels bestimmt die so genannte Kohlenhydrat-Stoffwechselreaktionen (Blutzuckeranstieg und Insulinausschüttung) 27

KAPITEL 3 : Die neue Ernährungslage 29

- **Kohlenhydrate** 29
  - Der glykämische Index (GI oder GLYX) 30
  - Auswahl der richtigen Kohlenhydrate 35
  - Analyse der Tabelle der glykämischen Indexe ... 36
  - Was essen die Amerikaner? 37
- **Fette** 38
  - Die Einteilung der Fette 38
  - Einfluss von Fetten auf die Gewichtszunahme 39
- **Eiweiß** 40
  - Eiweißquellen 40
  - Einfluss von Eiweiß auf das Gewicht 41
- **Das Ernährungsgleichgewicht** 41

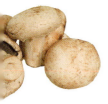

KAPITEL 4:	**Die Montignac-Methode**	43
■	**Die Prinzipien der Montignac-Methode**	44
■	**Umsetzung**	45
	Phase I	45
	Phase II	45
KAPITEL 5:	**Phase I**	47
■	**Das Prinzip**	47
	Die Anzahl der Mahlzeiten	47
	Das Ernährungsgleichgewicht	47
	Die Auswahl von Kohlenhydraten mit sehr niedrigem bzw. niedrigem glykämischem Index	48
	Auswahl der Fette	50
■	**Frühstück Phase I**	51
	Kohlenhydrat-Frühstück	52
	Folgende Empfehlungen sollten Sie beachten	54
	Eiweiß-Fett-Frühstück	56
■	**Zwischenmahlzeit am Vormittag**	57
■	**Mittagessen Phase I**	57
	Sandwiches, Hamburger, Hotdogs	58
	Pizza	59
	Salatbüfett	60
	Im Restaurant	62
	Mittagessen: Vorspeisen Phase I	63
	Mittagessen: Hauptgericht Phase I	65
	Mittagessen: Beilagen Phase I	66
	Diverse Gewürze und Zutaten	66
	Mittagessen: Nachtisch Phase I	67
	Zusätzliche Informationen zu bestimmten Produkten	67
■	**Abendessen Phase I**	70
	Abendessen mit mehreren Gängen	71
	Kohlenhydrat-Abendessen	72
■	**Dauer von Phase I (Abnahmephase)**	73
■	**Zusammenfassung der Regeln für Phase I**	75

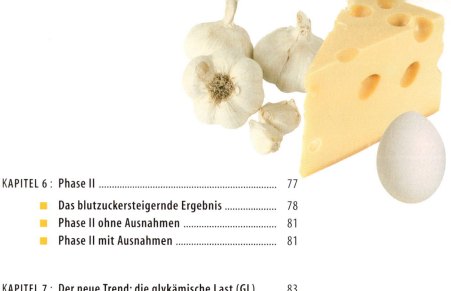
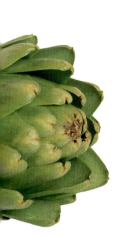

KAPITEL 6 :	Phase II	77
	▪ Das blutzuckersteigernde Ergebnis	78
	▪ Phase II ohne Ausnahmen	81
	▪ Phase II mit Ausnahmen	81
KAPITEL 7 :	Der neue Trend: die glykämische Last (GL)	83
	▪ Durchschnittliche reine Kohlenhydratkonzentration in 100 g kohlenhydrathaltigem Lebensmittel	83
	▪ Glykämische Last (GL) je 100 g kohlenhydrathaltiges Lebensmittel	85
	▪ Tabelle zum Index der glykämischen Last	91
	▪ Durchführung von Phase II	92
	Beispiele für den Ausgleich von Ausnahmen (Phase II)	96
KAPITEL 8 :	Abnehmen durch Sport?!	97
	▪ Sport fördert die Gewichtsabnahme	98
KAPITEL 9 :	Wie man seinen BMI berechnet	100
KAPITEL 10 :	Menü-Beispiele für Phase I	103
	▪ Eiweiß-Fett-Menüs mit Kohlenhydraten, GI max. 35	103
	▪ Kohlenhydrat-Menüs, ohne Fett, GI max. 50	105
KAPITEL 11 :	Rezepte	106
	Müsli	106
	Schrotbrötchen (V)	106
	Blumenkohlterrine (V)	107
	Bohnen-Tomaten-Salat (V)	108
	Brokkolicremesuppe	109
	Champignonsoße (V)	109

(**V**) für vegetarische Ernährung geeignet

Chicorrée-Schinken-Käse-Auflauf 110
Entenbrustfilet 111
Gefüllte Steinbuttfilets 112
Griechischer Salat (**V**) 113
Hähnchen baskischer Art 114
Hähnchen-Gemüse-Topf 115
Hühnerbrust in Folie gegart 116
Kabeljau aus dem Ofen 117
Kichererbsenpüree (**V**) 117
Lammkeule 118
Lauchquiche 119
Marinierte Lachsfilets 120
Moussaka 120
Putenrahmschnitzel 121
Ratatouille (**V**) 122
Spargel-Champignon-Salat (**V**) 123
Soufflé ohne Mehl (**V**) 123
Tomatenauflauf (**V**) 124
Tomaten-Mozzarella-Salat (**V**) 125
Tomatensoße (**V**) 125
Überbackener Goldbarsch 126
Vollkornspaghetti mit Zucchini (**V**) 127
Apfel-Nuss-Kuchen (**V**) 128
Joghurt-Himbeer-Eis (**V**) 129
Milchshake aus roten Früchten (**V**) 130
Mousse au Chocolat (**V**) 130
Orangen-Kaltschale 131

Anhang

Die Montignac-Methode
ist wissenschaftlich bewiesen 134
Tabelle der glykämischen Last 144
Bildnachweis 147
Bibliographie 147
Register 148

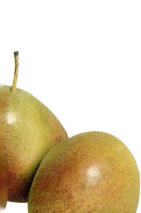

VORWORT

Die Montignac-Methode entstand 1986. Sie ist das Ergebnis meiner langjährigen Erfahrungen und zahlreicher Studien, die ich durchführte, um mein eigenes damaliges Gewichtsproblem dauerhaft zu lösen.

Zu dieser von mir entwickelten Methode sind bereits mehrere Titel erschienen. Das erste Buch »Essen gehen und dabei abnehmen« richtete sich vor allem an Manager, die häufig aus beruflichen Verpflichtungen viel essen gehen müssen. Ich wollte ihnen helfen, auch ihr Gewicht in den Griff zu bekommen.

Die Methode war so erfolgreich, dass dank der Nachfrage ein zweites Buch folgte: »Ich esse, um abzunehmen«, welches sich speziell an Frauen richtet. Der Titel wurde in vierzig Ländern zum Bestseller; zwischen 1987 und 1999 erschien er in fünf verschiedenen Ausgaben. Jede Auflage wurde überarbeitet und um wissenschaftliche Veröffentlichungen, spezielle Experimente zur Montignac-Methode sowie teilweise um Erfahrungsberichte von Leserinnen und Lesern und verschreibenden Ärzten erweitert.

In der ersten Version der Montignac-Methode waren einige Empfehlungen zur Zusammenstellung der Mahlzeiten bewusst vereinfacht dargestellt, um das Verständnis der Methode zu erleichtern. Es wurde empfohlen, bei manchen Mahlzeiten eine bestimmte Lebensmittelkategorie zu bevorzugen. Einige Leser nahmen daher an, die Montignac-Methode beruhe ausschließlich darauf, die unterschiedlichen Lebensmittelgruppen voneinander zu trennen. Die Schematisierung in diesem Buch hatte aber nur rein »pädagogische« Gründe. Das führte jedoch dazu, dass die gesamten Ernährungsempfehlungen der Montignac-Methode von verschiedenen Kritikern falsch verstanden und in die Rubrik Trennkost eingeordnet wurden. Dies ist ein Irrtum und eine zu starke Vereinfachung.

Die Leser der ersten Ausgabe über die Montignac-Methode werden feststellen, dass seit der damaligen Erstauflage von 1994 mittlerweile der Kern der Methode vollständig auf der Auswahl der Lebensmittel innerhalb verschiedener Kategorien, gemäß ihren Nährstoffeigenschaften und ihren Stoffwechselfähigkeiten, basiert. Diese sind ein Maß dafür, inwieweit das jeweilige Nahrungsmittel Stoffwechselvorgänge auslösen bzw. beeinflussen kann, die entweder zu einer Gewichtszu- oder -abnahme führen.

In diesem Ratgeber werden die Prinzipien der Montignac-Methode vereinfacht dargestellt. Empfehlungen zu den Prinzipien wurden auf eine gut verständliche Erklärung beschränkt.

Viele Leser meiner ersten Bücher haben ungeduldig auf dieses Werk gewartet, da sie weiterführende Informationen wünschten. Manche waren der Auffassung, dass darüber hinaus Themen wie zum Beispiel umweltbelastete oder gentechnisch veränderte Lebensmittel, Zusatzstoffe etc. behandelt werden sollten.
Obwohl es so viel zum Thema Ernährung zu sagen gibt und Klarheit geschaffen werden soll konnte ich keine Enzyklopädie schreiben. Also konzentrierte ich mich auf das Wesentliche und brachte diese Ausgabe auf eine vernünftige Seitenzahl. Dabei habe ich versucht, die beiden Leitgedanken anschaulich darzustellen.

1. Ich bin überzeugt, dass eine offensichtlich gescheiterte Ernährungsmethode, die seit einem halben Jahrhundert offiziell anerkannt wird, endgültig aufgegeben werden sollte. Im Hinblick auf die weltweit explodierenden Zahlen von Fettleibigkeit und Diabetes Typ II ist es Zeit, veraltete Vorstellungen hinter sich zu lassen und auf einer neuen Grundlage zu beginnen.

2. Meiner Meinung nach besteht trotz der pessimistischen Einschätzungen der Ernährungsfachleute immer noch Hoffnung, Fettleibigkeit, Diabetes Typ II und die meisten Herz- und Gefäß-Erkrankungen eines Tages in den Griff zu bekommen. Diese Hoffnung beruht auf einem völlig anderen Ansatz, dessen fundierte wissenschaftliche Prinzipien seit Jahren von einigen angewandt, von mir propagiert und vorbehaltlos gefördert werden sollten.

Die in diesem Buch dargestellten Ernährungsprinzipien zur Gewichtsabnahme sind sicherlich die beste Alternative zu den gescheiterten Bemühungen der letzten Jahrzehnte. Was riskiert man also, wenn man versucht, diese nicht ganz neue, jedoch **revolutionäre Ernährungsmethode** anzuwenden?

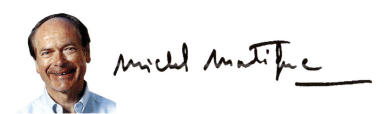

EINFÜHRUNG

Anscheinend leben wir in einem Zeitalter voller Widersprüche. Während unsere Lebenserwartung stetig steigt, verschlechtert sich unser Gesundheitszustand immer mehr.
Das hat zum einen genetische Ursachen. Früher konnten – »darwinistisch« gesprochen – nur die widerstandsfähigsten Lebewesen eine physisch robuste Nachkommenschaft hervorbringen und so das Überleben ihrer Art sichern. Da die Medizin seit etwas mehr als einem halben Jahrhundert phänomenale Fortschritte gemacht hat und es dadurch keine wirkliche natürliche Auslese mehr gibt, haben nun fast alle hohe Überlebenschancen. Dabei wird die Menschheit jedoch immer anfälliger, und die natürlichen Abwehrkräfte werden durch die ständig verfügbare medizinische Hilfe stetig schwächer. Gleichzeitig vermehren sich aber auch die Bakterien schneller und werden immer widerstandsfähiger.

Die zweite Ursache für den schlechten Gesundheitszustand der Menschen ist die Nährstoffqualität der Nahrung, die sich seit etwa 50 Jahren deutlich verschlechtert hat.
Da immer mehr produziert wurde, musste für einen optimalen Ertrag eine Auswahl der ertragreichen Getreide- und Gemüsearten erfolgen. Daraus ergab sich ein Mangel an Mikronährstoffen wie Vitaminen und Mineralien sowie eine geringere Qualität der Makronährstoffe: Stärken, Fette …
Außerdem zeigte sich, dass der massive Einsatz chemischer Mittel und Verfahren in der Landwirtschaft auch unerwünschte Auswirkungen auf die Gesundheit der Verbraucher mit sich brachte.
Schließlich tragen so problematische technische Verfahren wie z. B. bestimmte thermische Behandlungen, Raffinierungstechniken oder Hydrierung sowie Konservierungsmittel, Geliermittel und verschiedene Geschmacksverstärker dazu bei, den Nährstoffgehalt der jeweiligen Nahrungsmittel deutlich zu beeinträchtigen.

Seit 1997 warnt die WHO (World Health Organization – Weltgesundheitsorganisation) vor der weltweiten Ausweitung von verschiedenen Stoffwechselkrankheiten und bezeichnet die extreme Vermehrung von Fettleibigkeit und Diabetes Typ II fast überall auf der Welt als wahre Epidemie.

Im Grunde weiß man schon lange, dass die Ernährung einen entscheidenden Faktor für die Gesundheit darstellt. Sie kann sowohl Krankheiten vorbeugen als auch ein erhöhtes Risiko mit sich bringen. Auf jeden Fall ist die Ernährung ein Gesundheitsfaktor, den man in jede Richtung beeinflussen kann.

Diese Botschaft setzt sich jedoch in der Öffentlichkeit nur schwer durch:

- Zum einen befassen sich die meisten Schulmediziner im Allgemeinen nicht genügend mit vorbeugender Gesundheitsfürsorge. Sie wurden dazu ausgebildet, schulmedizinisch vorzugehen, was dazu führt, dass sie nur die Symptome behandeln, ohne sich wirklich mit deren Ursachen auseinanderzusetzen. Ihr therapeutischer Ansatz beschränkt sich also fast ausschließlich auf das Verschreiben von Medikamenten. Die meisten Patienten sind deshalb nicht an Gesundheitsvorsorge gewöhnt. Präventive Ansätze sind noch selten.

- Zum anderen dauert es bei einer Ernährungsumstellung z.B. viel länger, bis Ergebnisse sichtbar werden, und der Zusammenhang ist bei Weitem nicht so eindeutig wie bei der Einnahme von Medikamenten.

- Die offiziellen Aussagen der Gesundheitsministerien zur Ernährung konzentrieren sich vor allem auf Sicherheitsfragen und dramatisieren Probleme wie BSE, Salmonellen oder Dioxin. Die Gesundheitsbehörden der westlichen Länder haben also indirekt dazu beigetragen, dass die Bevölkerung ein Nahrungsmittel für »gesund« hält, solange es nicht »giftig«, »verseucht« oder »verunreinigt«, solange es unter legalen hygienischen Bedingungen aufbewahrt wurde, die Kältekette nicht unterbrochen und das Verfallsdatum nicht überschritten ist.

- ▶ Der wahre Grund jedoch dafür, dass die Menschen heute nicht gesund sind und Stoffwechselprobleme wie Fettleibigkeit, Diabetes Typ II und Herz-Kreislauf-Erkrankungen entwickeln, besteht darin, dass die Ernährungsfachleute seit 50 Jahren im Irrtum sind. Viel schlimmer noch ist, dass sie unbeirrt an ihrer Meinung festhalten.

Seit einem halben Jahrhundert erklären uns Ernährungswissenschaftler, dass wir dick werden, weil wir zu viel essen – vor allem zu viel Fett – und uns nicht genügend bewegen.
Obwohl die Tageskalorienzufuhr im Lauf der letzten 50 Jahre um ein Drittel gesunken ist und immer mehr fettreduzierte, sowie künstlich gesüßte Nahrungsmittel konsumiert werden, hat sich die Zahl der Fettleibigkeits- und Diabetesfälle im gleichen Zeitraum vervierfacht.

Damit wir auf Fett verzichten, das angeblich für unser Gewicht verantwortlich ist, werden wir dazu ermuntert, stattdessen nach Belieben Kohlenhydrate zu konsumieren, von denen es heißt, dass der Körper sie nicht zur Bildung von Fettreserven verwendet.

▶ Alle Studien zeigen jedoch seit Jahren, dass diese Annahme völlig falsch und sogar sehr bedenklich ist. Der bekannte amerikanische Epidemiologe, Professor Walter Willett, hat 1998 die Ernährungswissenschaftler weltweit angeprangert und offiziell verkündet, dass sie mit ihren Empfehlungen die Hauptverantwortung für die Zunahme von Fettleibigkeit tragen.

▪ Schon vor über 15 Jahren wurde bekannt, dass die Begriffe »langsame« und »schnelle Zucker« total falsch sind, da alle Zuckerarten im gleichen Zeitraum resorbiert werden. Warum berufen sich 98 % der Ernährungswissenschaftler weiterhin, sogar auf Ernährungskongressen, auf diese falsche Vorstellung?

▪ Seit Jahren weiß man, dass kalorienreduzierte Diäten den Stoffwechsel dahingehend beeinflussen, dass sie den Energieertrag des Organismus erhöhen und die Anzahl der Fettzellen sogar vermehren, was zu Fettleibigkeit führt. Wie kann es sein, dass Ernährungswissenschaftler und Ernährungsberater allen Übergewichtigen weiterhin »niedrigkalorische« Diäten verschreiben?

▪ Außerdem wurde bewiesen, dass die Kalorien »auf dem Teller« nicht systematisch vom Organismus genutzt werden und dass je nach Art des Nahrungsmittels und insbesondere der Stoffwechselreaktionen, die sie im Körper hervorrufen, die tatsächlich verfügbare Energiemenge bis zu viermal größer oder auch kleiner sein kann.

Warum wird unter diesen Bedingungen immer noch hartnäckig behauptet, dass der menschliche Organismus wie ein »Heizkessel« funktioniert und alle aufgenommenen Kalorien verbraucht werden müssen?

Seit 1981 weiß man, dass Kohlenhydrate entsprechend ihrer blutzuckersteigernden Wirkung bewertet werden sollten, die auf der Grundlage ihres glykämischen Indexes (Messwert, der die Blutzuckersteigerung angibt) berechnet wird.

Obwohl dieses grundlegende Wissen seit mehr als 10 Jahren in wissenschaftlichen Veröffentlichungen millionenfach verbreitet wurde, ignorieren es die meisten Ärzte. Selbst gut informierte Ernährungswissenschaftler beherrschen es nicht immer. Viele von ihnen verwechseln immer noch die Begriffe einfache und komplexe Kohlenhydrate mit dem Begriff glykämischer Index, obwohl man mittlerweile nur noch vom glykämischen Index (GI oder GLYX) sprechen sollte.

Aus den meisten großen Studien über epidemisch auftretende Krankheiten geht hervor, dass eine enge Beziehung zwischen der Anzahl der Fälle und dem Ausmaß von Diabetes Typ II, Fettleibigkeit, dem Risiko von Herz- und Gefäß-Erkrankungen und dem Verzehr von Kohlenhydraten mit hohem glykämischem Index besteht. Weiterhin haben die Studien gezeigt, dass es einen eindeutigen Zusammenhang zwischen dem selteneren Auftreten dieser Krankheiten und dem Verzehr von Kohlenhydraten mit niedrigem glykämischem Index gibt. Diese epidemiologischen Studien bestätigen eigentlich nur, was in zahlreichen Veröffentlichungen seit Jahren hervorgehoben wird:

Kohlenhydrate mit niedrigem glykämischem Index (GI oder GLYX) führen zu einer Verringerung von:
- Hyperinsulinismus (vermehrte Insulinkonzentration im Blut); Schlüsselfaktor für Gewichtszunahme
- Diabetes Typ II
- zu hohem Cholesterin- und Triglyzeridspiegel
- Bluthochdruck

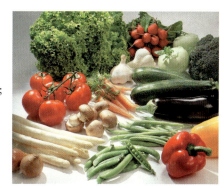

Warum hat man unter solchen Voraussetzungen nicht noch mehr in diesem Bereich geforscht, um so das ganze Spektrum der bahnbrechenden Erkenntnisse auszuschöpfen? Stattdessen wurde dieser viel versprechende Weg von der traditionellen, etablierten Ernährungswissenschaft abgelehnt oder allenfalls gleichgültig aufgenommen.

In der offiziellen Ernährungswissenschaft spricht man immer noch vom Energiegleichgewicht und weckt damit Schuldgefühle bei Fettleibigen. Da die Ernährungswissenschaftler mittlerweile jedoch wissen, dass der Begriff Kalorien nicht allein ausschlaggebend ist, führen sie nun vor allem eine sitzende Lebensweise und Bewegungsmangel als Hauptgrund für Fettleibigkeit an. Widersprüche werden dabei in Kauf genommen: So geht zum Beispiel aus manchen Statistiken hervor, dass Landwirte, Handwerker und Arbeiter am meisten zu Fettleibigkeit neigen, obwohl sich die Vertreter eben dieser Berufsgruppen immer noch relativ viel bewegen.

Von offizieller Seite wird seit einiger Zeit die Mittelmeerkost als ideale Ernährungsform empfohlen. So weit so gut! Professor Stampfer hatte aber auch den Mut, darauf hinzuweisen, dass sich die Gesamtenergiezufuhr der Mittelmeerdiät (beim kretischen Modell) zu 45 % aus Fetten zusammensetzt und damit 50 % über dem offiziell empfohlenen Fettanteil von maximal 30 % liegt.

In einer großen Studie, die im November 2001 im *British Journal of Nutrition* veröffentlicht wurde, verglich Professor Dumesnil die weltweit anerkannte Diät der American Heart Association (AHA) mit der Montignac-Methode. Die AHA ist eine der renommiertesten amerikanischen Einrichtungen zum Schutz vor Herz- und Gefäßerkrankungen und ihre Diät wird Patienten verschrieben, die an einer Herzkrankheit und erhöhtem Cholesterinspiegel leiden.

Die Ergebnisse der Studie waren sehr aufschlussreich.
Dumesnil stellte bei der AHA-Diät ein 10%iges Absinken des HDL-Cholesterins, das heißt des »guten Cholesterins« fest sowie einen 20%igen Anstieg der Triglyzeride, die bekanntermaßen einen wichtigen Risikofaktor für Herz- und Gefäß-Erkrankungen darstellen. Außerdem wurde ein 9%iger Anstieg des Verhältnisses Gesamtcholesterin zu HDL-Cholesterin festgestellt.
Dies zeigt, dass sich durch die Ernährung nach der von der AHA empfohlenen Diät, ein besonders schlechtes Verhältnis der Cholesterinwerte einstellt.
All diese offensichtlich negativen Ergebnisse stehen im Gegensatz zu den angestrebten Zielen der AHA …

Vor 25 Jahren nahmen die Kardiologen an, dass alle Fette schlecht für den Cholesterinspiegel seien. Seit man weiß, dass Olivenöl und Fischfette sogar dazu beitragen, die Risikofaktoren für Herz- und Gefäß-Erkrankungen zu verringern, haben die Kardiologen ihre Denkweise von einem Tag auf den anderen geändert und empfehlen ihren Patienten heute die Lebensmittel,

die sie ihnen früher verboten haben. In dieser wie in anderen Fachrichtungen kann man sich einen Irrtum also durchaus eingestehen.
So hat Professor Marian Apfelbaum 1993 zugegeben: »Wir (Ernährungswissenschaftler) haben uns insgesamt geirrt«.

Das bedeutet, dass »langsame« und »schnelle Zucker« nie existiert haben und dass man die Kohlenhydrate nach ihrem glykämischen Index unterscheiden sollte.
Ebenso ist es einfacher abzunehmen, den Diabetes Typ II zu reduzieren, die Cholesterin- und Triglyzeridwerte sowie den Bluthochdruck zu senken, wenn man mehr »gute« bzw. hochwertige Fette und weniger »schlechte« Kohlenhydrate mit hohem glykämischem Index isst, wie in unterschiedlichen Studien belegt wurde.
Es ist keine Schande, seine Meinung oder Richtung zu ändern, wenn dies dem Fortschritt und der Gesundheit der Menschheit dient.

Die weltweiten Fettleibigkeits- und Diabeteszahlen sind schon jetzt besorgniserregend; die Prognosen für die kommenden Jahrzehnte jedoch sind regelrecht apokalyptisch!
Es ist also dringend notwendig, sich zu besinnen, sich einzugestehen, dass die Arbeit der letzten 50 Jahre ziemlich wirkungslos war, und objektiv anzuerkennen, dass es Alternativen gibt.
Wie auch in anderen Bereichen sollte man seine **Strategie ändern**, wenn man keinen Erfolg hat.

Die Montignac-Methode ist sicher kein Allheilmittel, aber eine glaubwürdige und funktionierende Alternative.

Sie basiert auf den Ergebnissen zahlreicher wissenschaftlicher Studien aus den letzten zwanzig Jahren. Sie stützt sich aber auch auf die Erfahrungsberichte von über zehntausend Menschen, darunter Allgemeinärzte, Kardiologen, Gynäkologen, Gastro-Enterologen … Sie ist Teil einer internationalen wissenschaftlichen Forschungsrichtung, die von einigen namhaften Epidemiologen angeführt wird, und sie hat ihren Erfolg sowie ihre positiven Wirkung bewiesen.
In diesem Buch werden nicht nur die Grundlagen der Montignac-Methode theoretisch dargelegt, sondern es wird auch beschrieben, wie man sie im Alltag umsetzen kann, um abzunehmen oder eine Gewichtszunahme zu vermeiden.
Die Erfahrungen der letzten zwanzig Jahre haben auch gezeigt, dass diese Ernährungsgrundsätze bei der **Vorbeugung von Diabetes Typ II und Herz-Kreislauf-Erkrankungen** eine große Hilfe sein und sogar dazu beitragen können, diese Krankheiten zu heilen.

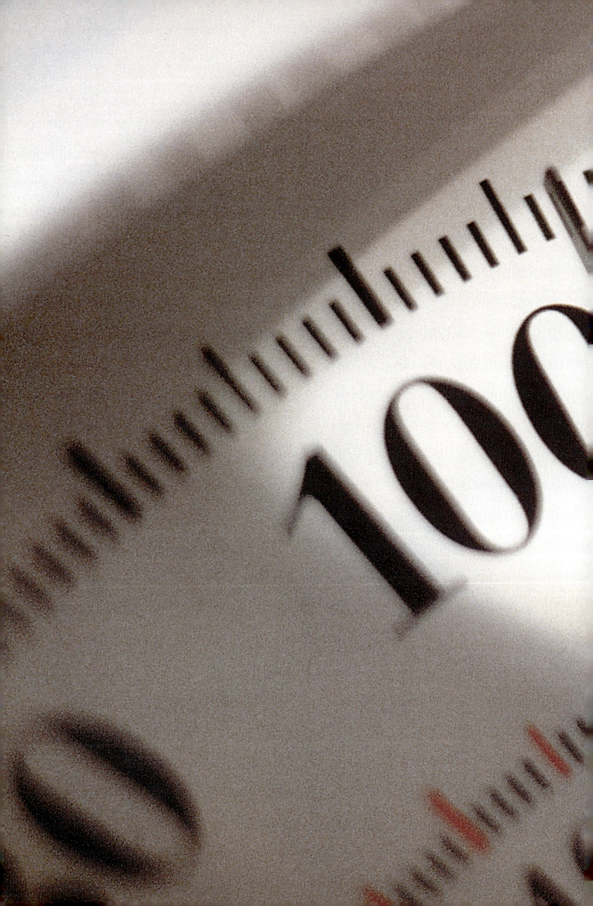

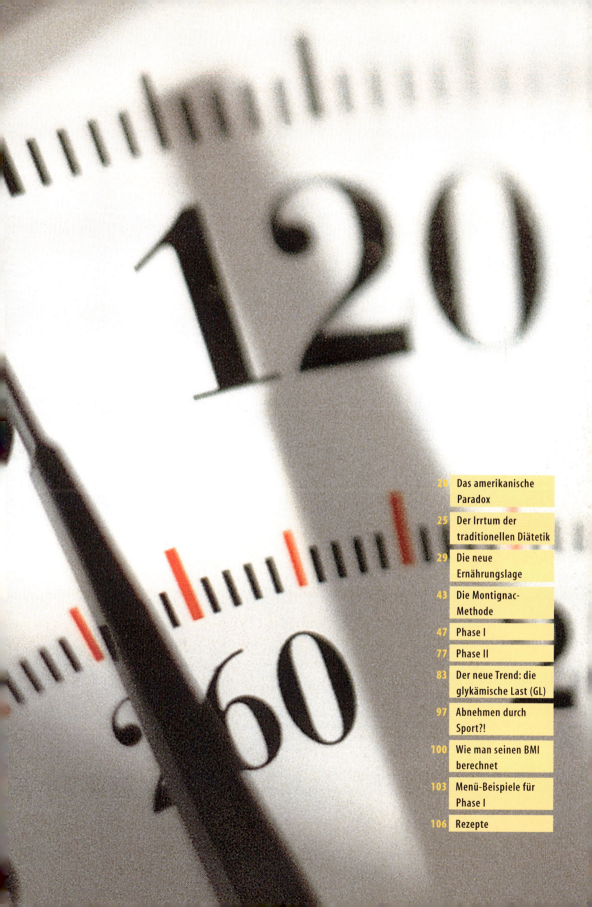

20	Das amerikanische Paradox
25	Der Irrtum der traditionellen Diätetik
29	Die neue Ernährungslage
43	Die Montignac-Methode
47	Phase I
77	Phase II
83	Der neue Trend: die glykämische Last (GL)
97	Abnehmen durch Sport?!
100	Wie man seinen BMI berechnet
103	Menü-Beispiele für Phase I
106	Rezepte

Kapitel 1
DAS AMERIKANISCHE PARADOX

Besorgniserregende Entwicklung der Fettleibigkeit

Zu Anfang des Jahres 2002 forderte der Präsident der Vereinigten Staaten, George W. Bush, eindeutig eines der Hauptprobleme seines Landes, die Fettleibigkeit, künftig vorrangig zu behandeln.

Tatsächlich gehört im weltweiten Vergleich Amerika zu den Ländern, in denen Fettleibigkeit am stärksten ausgeprägt ist. Vor allem in den letzten Jahrzehnten des 20. Jahrhunderts ist die Zahl der Fälle und das Ausmaß der Fettleibigkeit stetig gestiegen. Heutzutage haben zwei Drittel der Amerikaner Übergewicht, von denen mehr als die Hälfte fettleibig ist, das entspricht 33 % der Bevölkerung.

Lange Zeit war man der Ansicht, dass Übergewicht nur ein Schönheitsfehler oder ein Nachteil im täglichen Leben sei: Fettleibige haben Schwierigkeiten sich zu bewegen, passende Kleidung zu finden, öffentliche Verkehrsmittel zu benutzen …

Seit einigen Jahren wird jedoch offiziell anerkannt, dass Fettleibigkeit ein großer Risikofaktor für die Gesundheit und damit eine echte Krankheit ist! In Amerika wird Fettleibigkeit als eine der Hauptodesursachen angesehen, die direkt oder indirekt zu mehr als 300 000 Todesfällen pro Jahr führt. Übergewicht kostet die Amerikaner jährlich mehr als 70 Milliarden Dollar, die für ärztliche Behandlungen, Krankenhausaufenthalte und Arbeitsausfälle ausgegeben werden. Das sind mehr als 8 % der gesamten Gesundheitsausgaben.

Das Problem hat in den europäischen Ländern zwar noch nicht das gleiche Ausmaß erreicht, aber es ist dort keinesfalls weniger besorgniserregend. Selbst wenn Fettleibigkeit in Europa nicht so stark ausgeprägt ist, tritt sie doch immer häufiger auf, **neuerdings insbesondere bei Kindern**.

Seit einigen Jahren ist Fettleibigkeit auch in der übrigen Welt zu einem beunruhigenden Problem geworden. Russland und die arabischen Länder sind ebenfalls stark betroffen, aber auch Entwicklungsländer wie Indien oder China. Japanische Kinder werden ebenso von dieser »Plage« heimgesucht, während ihre Eltern noch davon verschont geblieben waren.

Aus diesem Grund hat die WHO (Weltgesundheitsorganisation) 1997 Alarm geschlagen und unmissverständlich verkündet, dass der ganze Planet an einer »Fettleibigkeitsepidemie« leidet, und dass man alles tun müsse, um diese Plage der Moderne einzudämmen.

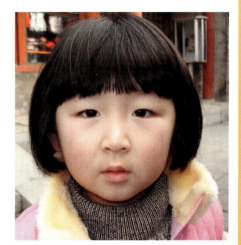

Die Vorhersagen sind alarmierend. In einer zukunftsorientierten Studie wird davon ausgegangen, dass im Jahr 2039 nahezu 100 % der Amerikaner fettleibig sein werden, wenn sich die steigende Tendenz der letzten zwanzig Jahre fortsetzt.

Eine negative Bilanz

Wie wir gesehen haben, nimmt Fettleibigkeit seit einigen Jahrzehnten immer mehr überhand. In dieser Situation kann man sich also fragen, was ernsthaft unternommen wurde, um den Trend umzukehren und das Phänomen unter Kontrolle zu bringen.

Selbst angesichts der dürftigen Ergebnisse wäre es falsch anzunehmen, dass anerkannte Ernährungswissenschaftler sich nicht bemüht hätten, das gravierende Problem der Fettleibigkeit zu lösen.

Auf die Frage, warum die Amerikaner immer dicker wurden, gibt es zwei Antworten:

- Zum einen aßen sie zu viel, jedenfalls viel mehr als zu Anfang des 20. Jahrhunderts, da dank der besseren Ernteerträge im modernen Amerika ein Lebensmittelüberangebot bestand.
- Zum anderen verbrauchten sie im Zuge der Verstädterung, der zunehmenden Motorisierung, der Verbreitung von Zentralheizungen und Aufzügen immer weniger Energie.

Man nahm logischerweise an, dass der menschliche Organismus zum Leben Energie benötigt, die durch Nahrungsmittel zugeführt werden muss. Wenn wir ihm mehr Energie liefern, als er benötigt, wird der Überschuss automatisch als Fettreserve gespeichert. Wenn wir uns körperlich weniger anstrengen, wird weniger Energie verbraucht und die überschüssige Energie dient zur Bildung von zusätzlichen Fettreserven, wenn sie nicht anderweitig genutzt wird. Auf der Grundlage dieser mathematischen Logik wurde die berühmte kalorienreduzierte Diät entwickelt. Es schien einleuchtend, dass man zur Reduzierung von Übergewicht:

- die Energiezufuhr verringern muss, indem man weniger isst
- den Energieverbrauch erhöhen muss, indem man sich mehr bewegt

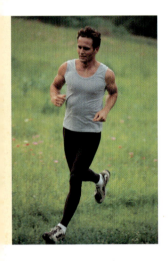

Das hat dazu geführt, dass sich seit Anfang der 50er Jahre 90 Millionen Amerikaner ständig nach kalorienarmen Diäten ernähren. Sie reduzieren vor allem ihren täglichen Fettkonsum zu Hause, im Restaurant oder während ihres Aufenthalts in einem der »diet centers«, diesen »Abmagerungsfabriken«, deren Kunden es sich sehr viel kosten lassen, nichts zu essen.

In keinem anderen Land der Welt wird regelmäßig so viel Sport getrieben wie in den USA. Neben den klassischen Sportarten, die nahezu alle Amerikaner ausüben (Basketball, American Football, Baseball ...), joggt ein Großteil der Bevölkerung fast täglich. Es gibt dort mehr Fitnessstudios als Diätzentren.

▶ Die Maßnahmen, welche in Amerika angewandt werden und von den meisten Industrieländern übernommen wurden, wirken sich negativ aus.

Verschiedene Studien belegen das amerikanische Paradox

1997 zeigte eine groß angelegte amerikanische Studie [1], dass die Amerikaner zwischen Ende der 70er Jahre und Anfang der 90er Jahre ihre Energiezufuhr um 4% und ihren Fettkonsum um 11% gesenkt hatten und dass die Zahl der Amerikaner, die kalorienreduzierte Produkte verzehren, von 19 auf 76% angestiegen war. Im selben Zeitraum war die Zahl der Fettleibigkeitsfälle um 31% angestiegen.

Die Autoren wurden von den Ergebnissen so aus der Fassung gebracht, dass sie die Studie »The American Paradox« betitelten. Dabei bestätigte diese amerikanische Studie nur, was man bereits seit mehreren Jahrzehnten in den Vereinigten Staaten sowie in allen westlichen Ländern festgestellt hatte. Zahlreiche Studien zeigen, dass es eine eher geringe Wechselbeziehung zwischen dem Ausmaß der Nahrungszufuhr einer Bevölkerung und ihrer Beleibtheit gibt.

Es besteht wenig Zusammenhang zwischen der Fettleibigkeit einer Bevölkerung und der Kalorienmenge, die sie mit der Nahrung aufnimmt.

Bereits vor vielen Jahren stellte der bekannte französische Ernährungswissenschaftler Professor Creff fest, dass mehr als 50 % seiner fettleibigen Patienten keinesfalls zu viel essen, sondern paradoxerweise sogar weniger als der Durchschnitt. 1997 kommentierte Professor Jacques Freg die große epidemiologische SUVIMAX-Studie zur Ernährung der Franzosen: Aus der Studie gehe zwar hervor, dass die Franzosen auf übermäßigen Fettkonsum verzichtet haben – die Ergebnisse blieben jedoch hinter den Erwartungen zurück. Die Studie wurde mit 13 017 Menschen durchgeführt, die 8 Jahre lang beobachtet wurden. Sie zeigt, dass die tägliche Energiezufuhr der Franzosen niedriger war als angenommen. Sie lag sogar weit unter den offiziellen Empfehlungen. Trotzdem werden auch sie immer dicker.

Insgesamt kann man also sagen, dass seit 50 Jahren in allen westlichen Ländern die Energiemenge, also die Kalorien, die täglich mit der Nahrung aufgenommen werden, um 30 bis 35 % abgenommen hat. Paradoxerweise ist die Anzahl der Fälle von Fettleibigkeit in diesen Ländern zur selben Zeit um mehr als 400 % gestiegen.

1. Anders als lange vermutet, ist der energetische, also kalorische Faktor bei der Gewichtszunahme nicht entscheidend, da die Menschen weiterhin zunehmen, obwohl sie weniger essen.

2. Die Vorstellung vom Energiegleichgewicht, auf dem kalorienreduzierte Diäten basieren bei denen vor allem der Verzicht auf Fett empfohlen wird, ist nicht richtig!

Wir haben heute den Beweis, dass kalorienreduzierte Diäten sowie die offiziellen Ernährungsempfehlungen, die man unter der alten Harvard-Lebensmittelpyramide kennt, falsch sind. Denn sie führen nicht zum gewünschten Ziel, da sie den Verzehr eines hohen Anteils an Kohlenhydraten auf Kosten von Fett und Eiweiß befürworten. Glücklicherweise wurde die berühmte Lebensmittelpyramide kürzlich in einer überarbeiteten Form unter Berücksichtigung des GI verändert und wird nun als neue Harvard-Lebensmittelpyramide bekannt gegeben.

Der bekannte amerikanische Epidemiologe Professor Walter Willett (von der Harvard Medical School) hat jahrelang Zehntausende Amerikaner beobachtet. Er meint: »Die herkömmlichen Empfehlungen der Ernährungswissenschaftler sind nicht einmal das Papier wert, auf dem sie gedruckt sind«. Laut Willett haben sie sogar dazu beigetragen, das Ausmaß und die Anzahl der Fälle von Fettleibigkeit zu erhöhen.

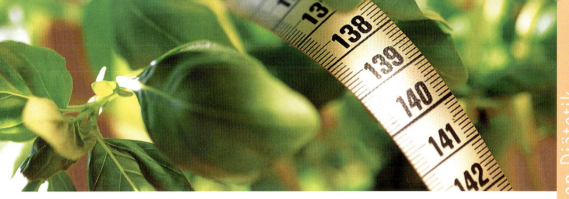

Kapitel 2
DER IRRTUM DER TRADITIONELLEN DIÄTETIK

Vor etwa einem halben Jahrhundert machten die Ernährungswissenschaftler vor allem den Fehler, Nahrungsmittel grob vereinfacht darzustellen, indem sie nur den Energiewert berücksichtigten. Sie glaubten alle Nahrungsmittel einer Kategorie z.B. Kohlenhydrate, Fett, Eiweiß seien beliebig austauschbar, solange sie gleich viele Kalorien enthielten.
Der Fehler bestand außerdem in der Annahme, alle Kalorien des Nahrungsmittels, die auf dem Teller gezählt wurden, hätten die gleiche Wertigkeit und stünden dem Organismus nach der Verdauung automatisch zur Verfügung. Diese Annahme ist falsch!

Dank der aktuellen Kenntnisse über die Verdauungseigenschaften von Nahrungsmitteln und der Stoffwechselreaktionen, die sich daraus ergeben, kann man nun verstehen, dass bei Nahrungsmitteln nicht der quantitative, sondern *der qualitative Aspekt* wichtig ist. Entscheidend ist der Nährwert des Nahrungsmittels. Dieser Aspekt bestimmt, wie es verdaut wird:

- **Bei Kohlenhydraten** (Gemüse, Hülsenfrüchte, Getreideflocken, ...) wird der Nährwert bestimmt durch:

  - die Art der Zucker (Glukose, Fruktose, Saccharose ...)
  - die Art der Stärke (vor allem deren Widerstandsfähigkeit)
  - den Ballaststoffanteil (löslich, unlöslich)
  - den eventuellen Eiweißanteil
  - den Gargrad, die Zubereitungs- und Aufbewahrungsart ...

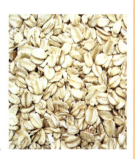

- **Bei Fett** (Öl, Fleischfett, Fischfett, Ei, Milchprodukte …)
  wird der Nährwert bestimmt durch:

- die Art der enthaltenen Fettsäure (gesättigt, einfach ungesättigt …)
- die Verarbeitungsart (Hydrierung, Gärung …)
- die Art des Garens

- **Bei Eiweiß** wird der Nährwert bestimmt durch:

- die Herkunft des Eiweißes (tierisch, pflanzlich)
- die Zusammensetzung aus Aminosäuren

Nutritive Eigenschaften oder Nährwert

Jedes Nahrungsmittel wird verdaut und vom Körper gemäß seines Nährwerts unterschiedlich aufgenommen. Ein mehr oder weniger großer Teil dieser Nährstoffe dringt durch die Darmwand und steht dann dem Organismus zur Verfügung. Daraus ergibt sich, dass für die gleiche Kalorienmenge zweier Nahrungsmittel derselben Kategorie (zum Beispiel stärkehaltige Kohlenhydrate) die Menge der Glukose, die dem Organismus nach der Verdauung zur Verfügung steht, um 100 % variieren kann.

Beispiel:

Wir geben eine Portion Pommes frites mit 264 Kalorien im Kohlenhydratanteil auf einen Teller und auf einen anderen Teller eine Portion Linsen, die ebenfalls 264 Kalorien hat. Für einen traditionellen Ernährungswissenschaftler sind die beiden Portionen austauschbar: Es handelt sich um zwei Kohlenhydrate, genauer noch, um zwei komplexe Kohlenhydrate (Stärke). Sobald sie den gleichen Kaloriengehalt haben, sind sie sozusagen »ernährungswissenschaftlich« identisch. **Das ist jedoch falsch!**

Versuche zeigen, dass bei der Verdauung von Linsen **dreimal weniger Glukose** ins Blut übergeht als nach dem Verzehr von Pommes frites mit der gleichen Kalorienmenge. Obwohl man die gleiche Nahrungsmittelart (Stärke) verzehrt hat, ist die Energie in Kalorien, die dem Organismus tatsächlich zur Verfügung steht, bei Pommes frites dreimal höher als bei den Linsen (siehe Tabelle rechts).

	Pommes frites	Linsen
Gesamtportion in Gramm für die gleiche Menge reine Kohlenhydrate	200 g	400 g
Menge der reinen Kohlenhydrate (Stärke)	66 g	66 g
Kaloriengehalt der Kohlenhydrate auf dem Teller	264 kcal	264 kcal
Kalorienzahl, die nach der Verdauung verfügbar ist, unter Berücksichtigung des Nährwertes beider Stärken	250 kcal	79 kcal

Der Nährwert des Nahrungsmittels bestimmt die so genannte Kohlenhydrat-Stoffwechselreaktionen
▶ **Blutzuckeranstieg und Insulinausschüttung**

Glukose (Zucker) ist einer der Hauptbrennstoffe des Organismus. Sie ist der ausschließliche Nährstoff des Gehirns, kann aber unter bestimmten Bedingungen auch von den Muskeln genutzt werden. Um dem Bedarf gerecht zu werden, hält der Organismus durch die Absonderung des Hormons Glukagon den Glukosegehalt im Blut konstant auf 1 g pro Liter Blut. Dies nennt man **Glykämie** bzw. Blutzuckergehalt. Wenn wir ein Kohlenhydrat zu uns nehmen (z. B. Zucker, Kartoffeln, Getreide, Hülsenfrüchte, Obst …), wird es in eine bestimmte Menge Glukose umgewandelt. Die Glukose gelangt durch die Darmwand zuerst ins Blut. Sie bewirkt einen Anstieg des Blutzuckerspiegels.

Diese Situation besteht jedoch nur vorübergehend. Nach der vollständigen Aufnahme der Glukose, etwa eine halbe Stunde nach dem Verzehr des Kohlenhydrats, kommt es zur so genannten **Glykämiespitze** (Blutzuckerspitze). Zu diesem Zeitpunkt schüttet eines der Hauptorgane des Stoffwechsels, die Bauchspeicheldrüse, das Hormon **Insulin** aus (siehe Grafik).

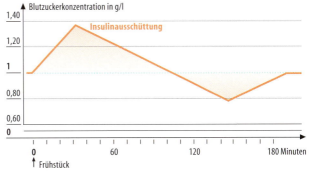

Das Insulin hat nun die Aufgabe, den Blutzuckerspiegel zu senken, um ihn auf sein normales Niveau von 1 g pro Liter Blut zurückzubringen. Es bewirkt, dass die Glukose aus dem Blut in die Leber oder die Muskeln gelangt und dort gespeichert wird (in der Leber als Glykogen). Ist die Glukosemenge jedoch zu groß, wird das Insulin einen Mechanismus auslösen, der die überschüssige Glukose in Fette umwandelt (Lipogenese), die wiederum für eine eventuelle spätere Nutzung gespeichert werden.

▶ **Anlagerung als Depotfett im Gewebe.**

Wenn also eine bestimmte Menge Glukose, die durch die Verdauung eines Kohlenhydrats entsteht, durch die Darmwand gelangt, kommt es zu zwei aufeinander folgende Reaktionen des Stoffwechsels:

- Die erste ist die **glykämische Antwort,** was zu einem Anstieg des Blutzuckerspiegels führt. Sie erfolgt im gleichen Verhältnis zur Glukosemenge.
- Die zweite ist die **Insulinantwort,** also die Ausschüttung von Insulin, um den Blutzuckergehalt wieder auf Normal zu senken. Sie erfolgt ebenfalls im gleichen Verhältnis zum Ausmaß der Blutzuckererhöhung.

Man kann auch sagen, je höher die Glykämie (Blutzuckerspiegel) ist, man spricht ab einer bestimmten Höhe von Hyperglykämie (Überzuckerung), umso stärker fällt die Insulinantwort aus. In einem gesunden Organismus wird die Insulinmenge, die die Bauchspeicheldrüse absondert, genau an die Höhe des Blutzuckerspiegels angepasst, um diesen wieder auf sein normales Niveau von 1 g/l Blut zu senken.

Wir verstehen nun, warum der Verzehr von zwei **identischen Kohlenhydrat-Kalorienmengen** (Pommes frites und Linsen) zwei **unterschiedliche Stoffwechselreaktionen** hervorruft:

- Die Portion Pommes frites führt zu starker Überzuckerung, die eine entsprechend starke Insulinausschüttung verursacht.
- Die Portion Linsen erhöht den Blutzuckerspiegel nur wenig, was eine schwache Insulinantwort auslöst.

Die durch den Verzehr von Pommes frites ausgelöste Überzuckerung führt zu einer starken Insulinausschüttung und kann zur Folge haben, dass der überschüssige Zuckeranteil als Fettreserve gespeichert wird und es zu einer Gewichtszunahme kommt.

▶ Das Risiko der Gewichtszunahme ist umso größer, je stärker die Stoffwechselreaktionen ausfallen. Dieses Risiko ist noch höher, wenn das Kohlenhydrat zusammen mit Fetten verzehrt wird, wie es bei den Pommes frites der Fall ist. Insofern können wir vom **Stoffwechselpotenzial** eines Nahrungsmittels sprechen, das von seinen nutritiven Eigenschaften abhängt.

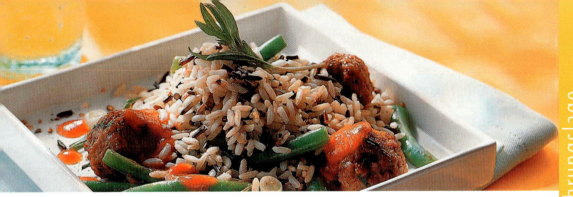

Kapitel 3
DIE NEUE ERNÄHRUNGSLAGE

Im vorigen Kapitel haben wir erfahren, dass der Energiefaktor eines Nahrungsmittels, also sein Kaloriengehalt, bei der Gewichtszunahme nicht entscheidend ist, wie lange angenommen wurde. Von Bedeutung sind die nährenden Inhaltsstoffe des Nahrungsmittels. Diese geben dem Nahrungsmittel sein Stoffwechselpotenzial, das heißt, sie bestimmen, welche Stoffwechselreaktionen es hervorruft, die entweder zu Gewichtszu- oder -abnahme führen können. Sie sollten also lernen, Ihre Nahrungsmittel entsprechend des Stoffwechselpotenzials auszuwählen.

Kohlenhydrate

Bei Kohlenhydraten handelt es sich um Nahrungsmittel, bei deren Verdauung Glukose (Zucker) entsteht. Man unterscheidet:

- **Zucker:** Saccharose (üblicher Haushaltszucker), Fruktose (Fruchtzucker), Laktose und Galaktose (in Milch); Fruktose und Saccharose (Honig und Ahornsirup)
- **Getreide:** Weizen, Roggen, Hafer … aber auch Mais und Reis (Mehl, Brot, Teigwaren …)
- **Knollengewächse:** Kartoffeln, Jamswurzel, Topinambur …
- **Wurzeln:** Karotten, weiße Rüben, Steckrüben …
- **Samen oder Hülsenfrüchte:** Bohnen, Linsen, Erbsen, Kichererbsen, Soja …
- **Obst:** Orangen, Äpfel, Birnen, Aprikosen, Pflaumen, Feigen, Bananen …
- **Gemüse:** grüne Bohnen, Brokkoli, Kohl, Zucchini, Paprika, Auberginen, Artischocken, Spargel, Tomaten, Avocados … und alle Salatsorten

Kohlenhydrate wurden lange in zwei unterschiedliche Kategorien eingeteilt, weil man glaubte, der Organismus brauche verschieden lange für ihre Aufnahme. Man unterschied daher zwischen »schnellen« und »langsamen Zuckern«, die auch schnell resorbierbare Kohlenhydrate und langsam resorbierbare Kohlenhydrate genannt wurden. Diese Bezeichnung beruhte auf der Annahme, dass die Resorption von Glukose nach der Verdauung des Kohlenhydrats je nach Komplexität des Kohlenhydratmoleküls mehr oder weniger schnell erfolgt.

Seit nunmehr 15 Jahren steht jedoch fest, **dass diese Einteilung falsch ist. Die Darmresorption aller Kohlenhydrate erfolgt unabhängig von der Komplexität des Moleküls im gleichen Zeitraum** (etwa innerhalb einer halben Stunde).

Der glykämische Index (GI oder GLYX)

Alle Nahrungsmittel bestehen aus Makronährstoffen, den Kohlenhydraten, Eiweißen und Fetten sowie Mikronährstoffen wie Vitaminen, Mineralien und Spurenelementen. Je nach Lebensmittel ist der Anteil der Nährstoffe unterschiedlich.

Da hauptsächlich der Kohlenhydratanteil eines Lebensmittels Einfluss auf die Erhöhung des Blutzuckerspiegels hat, werden auch nur die Kohlenhydrate mit dem glykämischen Index bewertet.

Die Auswahl der Kohlenhydrate sollte also von nun an nach einem anderen Kriterium erfolgen: dem glykämischen Index. Der glykämische Index misst das Glykämiepotenzial eines Kohlenhydrats, das heißt seine Fähigkeit, nach der Verdauung eine bestimmte Glukosemenge freizusetzen und dadurch den Blutzuckerspiegel zu erhöhen.

Ist der glykämische Index eines Lebensmittels hoch wie bei Pommes frites, bedeutet das, dass die Verdauung des entsprechenden Kohlenhydrats eine starke glykämische Antwort hervorrufen wird. Ist der glykämische Index hingegen niedrig wie bei Linsen, bedeutet das, dass die Verdauung des entsprechenden Kohlenhydrats eine schwache glykämische Antwort hervorrufen wird.

Nach diesem Kriterium wurden verschiedene Kohlenhydrate auf einer Skala angeordnet. Dabei ging man von dem reinsten Kohlenhydrat, der Glukose, aus. Ihr wurde willkürlich der Wert 100 zugeordnet. Pommes frites haben auf dieser Skala einen glykämischen Index (GI) von 95, braune Linsen einen GI von 30.

Glykämischer Index (GI oder GLYX)

Kohlenhydrate mit hohem glykämischem Index	glykämischer Index
Maltose (Bier)	110
Datteln, getrocknet, mit Glukose/Zucker überzogen	105
Glukose (Traubenzucker)	100
Kartoffelstärke	95
Kartoffelgratin, Bratkartoffeln	95
Pommes frites	95
Reismehl	95
modifizierte Stärke	95
Maisstärke	95
Kartoffelpüree	90
Puffreis (z. B. Cerealien), gezuckert	85
Schnellkochreis	85
Honig	85
Karotten, gekocht	85
Cornflakes	85
Popcorn ohne Zucker	85
Weißbrot, Hamburgerbrötchen (Mehl Type 405)	85
Reispudding / Milchreis	85

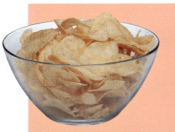

Chips	80
Bohnen, dicke, gekocht	80
Tapioka	80
Kräcker (Weißmehl)	80
Ahornsirup	80
Puffmais (gezuck. Cerealien)	80
Puffweizen (gezuck. Cerealien)	80
Lychee, Konserve	80

Kohlenhydrate mit hohem glykämischem Index	glykämischer Index
Kürbis	75
Wassermelone	75
Gnocchi	75

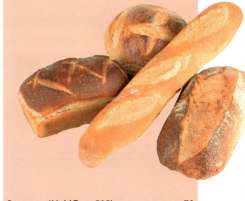

Baguette (Mehl Type 505)	70
Mischbrot (Mehl Type 605)	70
Getreideflocken, gezuckert	70
Schokoladenriegel	70
Salzkartoffeln	70
Zucker (Saccharose)	70
Mais	70
Schnellkochreis, körnig, gekocht	70
Colagetränke, Limonade, Bitter Lemon	70
Teigwaren, Ravioli, Nudeln	70
Hirse, gekocht	70

Nur Kohlenhydrate bzw. kohlenhydrathaltige Nahrungsmittel werden mit dem glykämischen Index bewertet. Sie finden in dieser Liste daher auch nur Lebensmittel, die Kohlenhydrate enthalten. Details zu den beiden Nährstoffen Eiweiß und Fett finden Sie Seite 38ff., 50f.

Kohlrübe	70
Croissant	70
Rübe, weiß	70

Kapitel 3 – Die neue Ernährungslage

Glykämischer Index (GI oder GLYX)

Kohlenhydrate mit hohem glykämischem Index	glykämischer Index	Kohlenhydrate mit niedrigem glykämischem Index	glykämischer Index
Graubrot (Mehl Type 805)	65	Vollkornbrot (Type 1500)	50
Pellkartoffeln	65	Buchweizenmehl	50
Konfitüre, herkömmlich	65	Buchweizencrêpe	50
Melone (Cantaloupe)	65	Süßkartoffeln	50
Rosinen, Sultaninen	65	Kiwi	50
Partygebäck, kleine Brezel	65	Basmatireis, gekocht	50
Couscous, 5 Minuten gekocht	65	Naturreis, gekocht	50
Roggenknäckebrot	65	Sorbet	50
Aprikosen, Konserve	65	Vollkornteigwaren / Vollkornspaghetti (Vollkornweizen Type 1500), gekocht	50
Rote Bete	65	Grapefruitsaft, ungezuckert	50
Grieß (weiß), gekocht	60	Ananassaft, ungezuckert	50
		Haferflocken, ungekocht	50
		Hartweizen, industriell vorgekocht, 10 Minuten Kochzeit	50
		Kidneybohnen, Konserve	50
		Kleiebrot	45
		Vollkornbulgur, gekocht	45
Banane	60	Spaghetti al dente (max. 5 Min. gekocht)	45
Orangensaft, industriell hergestellt	60	Weintrauben, weiß	45
Langkornreis, weiß, gekocht	60	Karottensaft, frisch gepresst	45
Gerstenflocken	60	Gerste, ganze Körner	45
Papaya, frisch	60	Pintobohnen, in Salzwasser, Konserve	45
Ananas, frisch	60	Linsen, grün, in Salzwasser, Konserve	45
Kartoffeln, neue Ernte	60	Schwarzbrot	40
Weintraube, rot	60		
Sandgebäck	55		
Kekse aus Weißmehl, salzig	55	Erbsen, frisch	40
Butterkekse	55	Orangensaft, frisch gepresst	40
Spaghetti, weiß, normale Kochzeit	55	Apfelsaft, naturbelassen	40
Zuckermais	55	Roggenvollkornbrot	40
Fruchtcocktail, Konserve	55	Vollkornteigwaren (al dente)/ Vollkornspaghetti (Type 2000), gekocht	40
Mango, frisch	55	Bohnen, rot, gekocht	40
Pfirsiche, Konserve	55	Vollkornbrot (Type 2000), frisch	40
Birnen, Konserve	55		

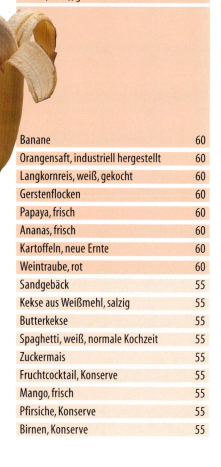

Glykämischer Index (GI oder GLYX)

Kohlenhydrate mit niedrigem glykämischem Index	glykämischer Index
Eiscreme mit Agar-Agar oder Karrageen	40
Tomatensaft, ungezuckert	40
Weizen, ganze Körner	40
Erdbeeren, frisch	40
Pintobohnen, getrocknet, gekocht	40

Kohlenhydrate mit sehr niedrigem glykämischem Index	glykämischer Index
Mais, ursprünglicher indianischer	35
Quinoa, gekocht	35
Erbsen, getrocknet, geschält, gekocht	35
Joghurt, Vollmilch	35
Joghurt, mager	35
Feige	35
Aprikosen, getrocknet	35
Roggen, ganze Körner	35
Pflaumen, getrocknet	35
Karotten, roh	30
Glasnudeln aus Mungobohnen oder Soja, gekocht	30
Orange	30
Grapefruit	30
Birne	30
Milch, fettarm	30
All-Bran (Cerealien)	30
Pfirsich	30
Apfel	30
Bohnen, weiß, gekocht	30
Buschbohnen, grün, gekocht	30
Linsen, braun oder gelb, gekocht	30
Kichererbsen, gekocht	30
Fruchtaufstrich ohne Zuckerzusatz	30

Kohlenhydrate mit sehr niedrigem glykämischem Index	glykämischer Index
Aprikosen, frisch	30
Äpfel, getrocknet	30
Linsen, rot, getrocknet, gekocht	30
Limabohnen, gekocht	30
Mungobohnen, eingeweicht, 20 Min. gekocht	30
Erbsen, halb, gelb, 20 Min. gekocht	30
Gerstengraupen	25
Mungobohnen, gekeimt	25
Schokolade, schwarz (> 70 % Kakao)	22
Linsen, grün, gekocht	22
Trockenerbsen, ungeschält, gekocht	22
Bohnen, klein, hellgrün, gekocht (Flageolet)	22
Kirschen	22
Pflaumen	22

Nur Kohlenhydrate bzw. kohlenhydrathaltige Nahrungsmittel werden mit dem glykämischen Index bewertet. Sie finden in dieser Liste daher auch nur Lebensmittel, die Kohlenhydrate enthalten. Details zu den beiden Nährstoffen Eiweiß und Fett finden Sie Seite 38ff., 50f.

Fruktose	20
Sojasprossen, gekocht	20
Erdnüsse	15
Mandeln, Walnüsse, Haselnüsse	15
Sojabohnen, gekocht	15
Zwiebeln	15
Knoblauch	15
Agavendicksaft	10
Gemüse, grün: Salat, Kohl, Brokkoli ... sowie Champignons, Tomaten, Auberginen, Paprikaschoten usw.	< 15

Kapitel 3 – Die neue Ernährungslage

Der glykämische Index, kann je nach Sorte und Reifegrad variieren. Er wurde auf der Basis von 50 g verzehrten Kohlenhydraten ermittelt.

Studien ergaben bei der Ermittlung des GI bei manchen Nahrungsmitteln mehr oder weniger unterschiedliche Werte:

In verschiedenen Testergebnissen wurden z. B. bei Honig GI-Werte zwischen 32 und 95 ermittelt. Der Mittelwert liegt dann bei 55 ± 5. In unserer Tabelle haben wir jedoch einen GI von 85 aufgenommen, da man in Bezug auf den hohen Zuckergehalt mit diesem Lebensmittel besonders achtsam umgehen sollte.

Bei Kartoffeln liegen die ermittelten GI-Werte zwischen 56 und 101 ± 15.

Die GI-Werte liegen bei Reis je nach Bearbeitung, Sorte, Amylosegehalt und Kochzeit zwischen 35 (parboiled Reis mit hohem Amylosegehalt) und über 100 (weißer Jasminreis / Reis mit niedrigem Amylosegehalt).
Empfehlenswert sind Natur-, Basmati- und parboiled Reis mit hohem Amylosegehalt.

Der GI-Wert von Obst hängt von der Sorte und dem Reifegrad ab.

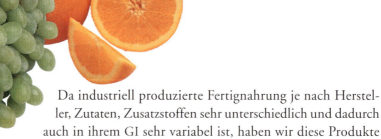

Da industriell produzierte Fertignahrung je nach Hersteller, Zutaten, Zusatzstoffen sehr unterschiedlich und dadurch auch in ihrem GI sehr variabel ist, haben wir diese Produkte nicht in unsere Liste aufgenommen.
Nähere Informationen erhalten Sie auf unserer Website unter www.montignac.de.

Empfehlung:

Nahrungsmittel möglichst naturbelassen, unbearbeitet, roh oder kurz gekocht verzehren.
Bei industriellen Fertigprodukten empfiehlt es sich die Bestandteile genau zu analysieren und darauf zu achten, dass möglichst keine unerwünschten Zusatzstoffe und Zutaten wie Zucker, Stärke, Malz … enthalten sind.

Auswahl der richtigen Kohlenhydrate

- Alle Nahrungsmittel in der roten Spalte haben einen hohen GI und wirken daher stark blutzuckersteigernd. Man nennt sie hyperglykämisch, da ihr Verzehr einen hohen Anstieg der Glykämie (Blutzuckerspiegel) auslöst. Im vorigen Abschnitt wurde beschrieben, dass es bei hohem Blutzuckerspiegel zu einer starken Insulinausschüttung kommt.

  Ein hoher Insulingehalt im Blut kann nicht nur dazu führen, dass aus den überschüssigen Kohlenhydraten Fettreserven gebildet werden, sondern er bringt vor allem mit sich, dass auch die innerhalb derselben Mahlzeit aufgenommenen Fettsäuren als Fettreserve gespeichert werden. Auf diese Weise nimmt man zu!

- Die Kohlenhydrate in der grünen Spalte dagegen haben einen niedrigen GI und deshalb eine schwach blutzuckersteigernde Wirkung. Das bedeutet, dass ihr Verzehr nur zu einem geringen Anstieg des Blutzuckers führt bzw. zu einem sehr geringen, wenn der GI kleiner als 35 ist.
  Daraus ergibt sich, dass auch die Insulinausschüttung schwach ausfällt und die Fettsäuren nicht mobilisiert werden können, um als Fettreserve gespeichert zu werden. Stattdessen werden die Fettsäuren als »Brennstoff« für die körpereigene Energiegewinnung verwendet. So wird eine Gewichtszunahme vermieden.

  Ist der Insulinspiegel niedrig, so wird der Organismus außerdem dazu angeregt, die bereits vorhandenen Fettreserven abzubauen und sie für die »Verbrennung« zu nutzen. Dieser Energieverbrauch führt zur Gewichtsabnahme.

Die **Auswahl der Kohlenhydrate** nach ihrem glykämischen Index hat also folgende Auswirkungen:

▶ Gewichtszunahme (wenn der glykämische Index hoch ist – über 50)
▶ Gewichtsabnahme (wenn der glykämische Index niedrig ist
– unter 50; besser noch unter 35)

Die richtige Auswahl der Kohlenhydrate ist deshalb für die Gewichtsreduzierung entscheidend.

Analyse der Tabelle der glykämischen Indexe

In der **grünen** Spalte, in der die Kohlenhydrate mit niedrigem glykämischem Index stehen, sind drei Arten von Nahrungsmitteln aufgelistet:

- **Vollkorngetreide** (Vollkornbrot, Vollkornteigwaren, Naturreis …)
- **Hülsenfrüchte** (Linsen, Bohnen, Erbsen, Kichererbsen, Soja …)
- **Gemüse und Obst** (grünes Gemüse, Salat, Pilze, Früchte …)

Wir wissen, dass diese Nahrungsmittel von unseren Vorfahren in großen Mengen verzehrt wurden, vor allem von unseren Eltern und Großeltern. Noch vor 50 Jahren aß man in Frankreich mindestens jeden zweiten Tag ein Gericht mit Hülsenfrüchten wie Linsen, Bohnen, Erbsen. In Spanien standen die Linsen und Kichererbsen fast täglich auf dem Speiseplan.

Heutzutage werden je nach Land zwischen 8- bis 12-mal weniger Hülsenfrüchte verzehrt als noch vor fünf oder sechs Jahrzehnten. Auch der Konsum von grünem Gemüse, vor allem Kohl, ist beträchtlich gesunken. Alle Ernährungsstudien zeigen, dass junge Menschen nicht gerne Gemüse essen, was darauf zurückzuführen ist, dass ihre Eltern sie nicht daran gewöhnt haben. Der Verzehr von Vollkorngetreide hat derart abgenommen, dass man es in vielen Supermärkten kaum noch findet.

Man kann daraus also schließen, dass Nahrungsmittel mit niedrigem glykämischem Index, die früher in großen Mengen konsumiert wurden, heute nicht mehr bzw. nur noch sehr selten auf dem Speiseplan stehen.

Betrachten wir jetzt die **rote** Spalte der Tabelle, in der die Kohlenhydrate mit hohem glykämischem Index stehen. Zunächst sehen wir, dass sich in dieser Spalte ein Großteil der Nahrungsmittel befindet, die in der modernen Ernährung oft verwendet werden:

- Zucker, Weißmehlprodukte, weißer Reis, Mais und Kartoffeln

Der glykämische Index von Kartoffeln variiert je nach Zubereitungsart: GI 65 als Pellkartoffel, GI 90 als Püree und GI 95 als Bratkartoffel bzw. Pommes frites.

Versuchen wir nun, auf der Grundlage der Tabelle mit den glykämischen Indexen einmal die amerikanischen Ernährungsgewohnheiten zu analysieren. Dadurch können wir das Problem der Fettleibigkeit in den USA verstehen.

Was essen die Amerikaner?

Abgesehen von Fleisch und Fett, welche wir momentan nicht in unsere Darstellung einbeziehen, verzehren Amerikaner heutzutage bevorzugt folgende Kohlenhydrate:

Zucker: Die USA haben mit 58 Kilogramm pro Jahr und Einwohner den weltweit höchsten Zuckerkonsum; er ist fast doppelt so hoch wie in Frankreich und zehnmal so hoch wie in Japan.

Hinzu kommt, dass der in den USA verzehrte Zucker (Glukose und Isoglukose) weitaus hyperglykämischer ist als der Zucker, der in den anderen Ländern verzehrt wird (vor allem Saccharose). Die US-Bürger verbrauchen:

- 27,9 kg Saccharose mit einem GI von 70 und
- 30 kg Glukose und Isoglukose mit einem GI zwischen 90 und 100.

Zucker ist für die Amerikaner der Stoffwechselfeind Nummer 1, da er in großen Mengen konsumiert wird und **stark hyperglykämisch** ist.

Weißmehl: Niedrig ausgemahlenes Mehl (GI 85) wird für die Zubereitung von Hotdogs, Hamburgern, Kräcker, Pizzen, Sandwichbrot sowie süßem Gebäck verwendet. All diese Nahrungsmittel werden mehrmals täglich verzehrt. Die Ernährung ist somit **stark hyperglykämisch**.

Kartoffeln: Amerikaner essen fast dreimal täglich Kartoffeln. Viele beginnen bereits während des Frühstücks damit. Wir stellen erneut fest, dass es sich um ein stark hyperglykämisches Nahrungsmittel handelt, da Kartoffeln vor allem als Pommes frites, Kartoffelchips, Gratin und Püree verzehrt werden, deren glykämischer Index (90 bis 95) fast so hoch wie der von Glukose ist.

Mais: 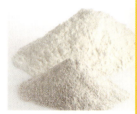Der Mais, der früher von den Indianern konsumiert wurde, gehörte zu einer alten Gattung mit niedrigem glykämischem Index (35). Der moderne ertragreiche Zuckermais hat im Gegensatz dazu einen hohen glykämischen Index (55). Dieser Mais wird größtenteils gegart, als Popcorn oder Cornflakes verzehrt, die einen höheren glykämischen Index haben (85) und damit **hyperglykämisch** wirken.

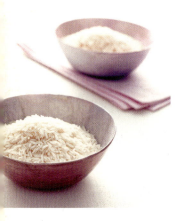

Reis: Im Gegensatz zu den traditionellen asiatischen und indischen Reissorten wie z.B. Basmatireis hat die ertragreiche amerikanische Reissorte einen relativ hohen glykämischen Index (70).

Es ist erschreckend, festzustellen, dass die **Ernährung in den Vereinigten Staaten meist stark blutzuckersteigernd** ist. Das bedeutet, dass die Amerikaner am Ende jeder Mahlzeit einen besonders hohen Blutzuckerspiegel haben, der wiederum eine sehr hohe Insulinausschüttung und damit eine Gewichtszunahme auslöst.

Fette

Alle Fettstoffe oder Fette im Allgemeinen werden unter der Sammelbezeichnung Lipide zusammengefasst. Nach der Verdauung stehen sie dem Organismus als Fettsäuren zur Verfügung.

Lange wurde zwischen Fetten tierischen Ursprungs und Fetten pflanzlichen Ursprungs unterschieden, in der Annahme, dass Letztere gesünder seien. Heutzutage weiß man, dass dies nicht zutrifft. Deswegen bevorzugt man heute eine **Einteilung der Fette entsprechend ihrer chemischen Struktur, weil dadurch die Vor- und Nachteile für die Ernährung deutlicher werden.**

Die Einteilung der Fette

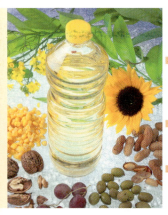

Fette können nach der Art der Fettsäuren in 5 Kategorien eingeteilt werden:

- **gesättigte Fettsäuren:** enthalten in Fleisch (Rind, Kalb, Hammel, Schwein …), Wurstwaren, Eiern und Vollmilchprodukten (Milch, Butter, Sahne, Käse)

- **einfach ungesättigte Fettsäuren:** enthalten vor allem in Olivenöl, Gänse- und Entenfett

- **mehrfach ungesättigte pflanzliche Fettsäuren:** aus Ölsamen gewonnenes Öl (vor allem Sonnenblumenöl), Ölfrüchte

- **ungesättigte Trans-Fettsäuren:** Sie entsprechen den mehrfach ungesättigten pflanzlichen Fettsäuren, aber ihre chemische Struktur wurde durch industrielle Verarbeitung, zum Beispiel während der Margarineherstellung oder während des Garvorgangs, verändert. Diese Trans-Fettsäuren sind in allen industriell hergestellten Brotsorten sowie Gebäck und Fertiggerichten enthalten.
- **mehrfach ungesättigte tierische Fettsäuren:** hauptsächlich enthalten in Schalentieren und vor allem in Fisch (Omega-3-Fettsäuren)

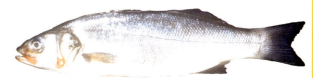

Fette sind für das Ernährungsgleichgewicht lebensnotwendig. Sie liefern Energie, die jederzeit gespeichert werden kann, und sind an zahlreichen Funktionen des Organismus beteiligt. Werden sie im Übermaß verzehrt oder falsch ausgewählt, kann es zu einer Vermehrung von gesundheitlichen Risikofaktoren kommen:
- Herzinfarkt
- Gewichtszunahme; je nach Art der Fette unterschiedlich.

Einfluss von Fetten auf die Gewichtszunahme

Einige Fettsäuren werden leichter als Fettreserven gespeichert:

- **gesättigte Fettsäuren:** Sie werden besonders schnell und einfach als Fettreserven gespeichert. Da sie ebenfalls aus gesättigten Fettsäuren bestehen, müssen sie zur Speicherung nicht umgewandelt werden.
- **ungesättigte Trans-Fettsäuren:** Ob sie gespeichert werden, **hängt immer vom Ausmaß der Insulinantwort ab**, die auf die Überzuckerung folgt. Die Wahrscheinlichkeit, dass sie im Fettgewebe gespeichert werden ist umso größer, je höher die Insulinausschüttung ist. Diese wiederum fällt umso stärker aus, je höher der glykämische Index des gleichzeitig verzehrten Kohlenhydrats ist.
  ▶ Die Folge ist Gewichtszunahme

Andere Fettsäuren werden nicht so leicht im Fettgewebe gespeichert:

- **einfach ungesättigte Fettsäuren:** Sie kommen vor allem in Olivenöl vor, dessen Verzehr den Blutzuckerspiegel senkt und somit dazu beiträgt, die Insulinantwort zu begrenzen.

- **mehrfach ungesättigte pflanzliche Fettsäuren:** Sie sind gegenüber Insulin weniger anfällig, da sie in gesättigte Fettsäuren umgewandelt werden müssen, bevor sie im Fettgewebe gespeichert werden können.

▶ Manche Fettsäuren werden fast gar nicht als Fettreserven gespeichert, selbst wenn Insulin ausgeschüttet wird.

Das ist bei **mehrfach ungesättigten tierischen Fettsäuren** der Fall (Omega-3-Fettsäuren). Fischfette werden z. B. kaum im Fettgewebe gespeichert. Deswegen machen sie auch nicht dick. In einigen Studien wurde sogar gezeigt, dass die Verbrennung dieser Fette mehr Energie verbraucht als mit den Fetten zugeführt wird. **Man könnte also daraus schließen, dass der Verzehr von Omega-3-Fettsäuren zum Abnehmen beiträgt.**

Eiweiß

Eiweißquellen

Es gibt zwei Eiweißquellen: tierische und pflanzliche; diese ergänzen sich. Insofern sind einige Formen vegetarischer Ernährungsweise bedenklich. Pflanzliche Produkte enthalten weitaus weniger Eiweiß als tierische. Hinzu kommt, dass pflanzliches Eiweiß vom Körper nicht so gut aufgenommen werden kann.

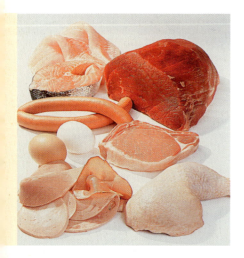

- **Tierisches Eiweiß** – enthalten in:
  - Fleisch
  - Geflügel
  - Fisch
  - Eiern
  - Schalentieren
  - Milchprodukten

- **Pflanzliches Eiweiß** – enthalten in:
  - Getreide
  - Hülsenfrüchten
  - Ölsamen
  - Algen

Einfluss von Eiweiß auf das Gewicht

Da Eiweiß nicht direkt zu einer Gewichtszunahme führt, wurde es lange für neutral gehalten und vernachlässigt. Ernährungswissenschaftler empfahlen lediglich, dass mindestens 15 % der Gesamtenergiezufuhr aus Eiweiß bestehen sollte. Verschiedene Experimente der letzten 10 Jahre haben jedoch gezeigt, dass Eiweiß direkte Auswirkungen auf das Gewicht haben kann. Man stellte Folgendes fest:

▶ **Unzureichende Eiweißzufuhr kann eine Gewichtsabnahme verhindern.**

▶ **Eine Eiweißzufuhr von über 15 % (Mindestanteil) kann einer Gewichtszunahme vorbeugen und eine Gewichtsabnahme unterstützen, da vermehrte Eiweißzufuhr zu einem besseren Sättigungsgefühl führt.**

Das Ernährungsgleichgewicht

Seit einem halben Jahrhundert beharren Ernährungswissenschaftler darauf, dass ein Ernährungsgleichgewicht entsteht, wenn sich die Energiezufuhr bei jeder Mahlzeit folgendermaßen zusammensetzt:
15 % Eiweiß
30 % Fett
55 % Kohlenhydrate

Dieses »Pseudogleichgewicht« wurde in der früheren berühmten Harvard-Lebensmittelpyramide grafisch dargestellt, die von den offiziellen Gesundheitsbehörden aller Länder empfohlen wurde. Heutzutage zeigen epidemiologische Studien [1, 2], dass diese Lebensmittelpyramide hauptverantwortlich ist für die steigende Zahl der Fälle von Fettleibigkeit, Diabetes Typ II und Herz- und Gefäß-Erkrankungen auf der Welt. Diese Harvard-Lebensmittelpyramide wurde kürzlich jedoch endlich korrigiert.

> **Das neue Ernährungsgleichgewicht**, das in der **Montignac-Methode** empfohlen wird, sieht folgendermaßen aus:
> ▶ 30 % Eiweiß
> ▶ 30 % Fett (vor allem einfach und mehrfach ungesättigt)
> ▶ 40 % Kohlenhydrate (vor allem mit niedrigem bzw. sehr niedrigem glykämischem Index)
>
> Dieses Gleichgewicht muss nicht zwangsläufig bei jeder Mahlzeit hergestellt werden, sofern es als Gesamtergebnis des Tages erreicht wird.

Studien haben gezeigt, dass der ausschließliche Verzehr von Kohlenhydraten mit niedrigem glykämischem Index sowie eine Eiweißzufuhr, die über dem Mindestanteil von 15 % liegt, zu einem besseren Sättigungsgefühl führen. Dieses stellt sich schneller ein und hält länger an. Daher kann man ohne Hungergefühl bis zur nächsten Mahlzeit warten und fühlt sich nicht getrieben zwischendurch zu knabbern.

Die Montignac-Ernährungs-Pyramide

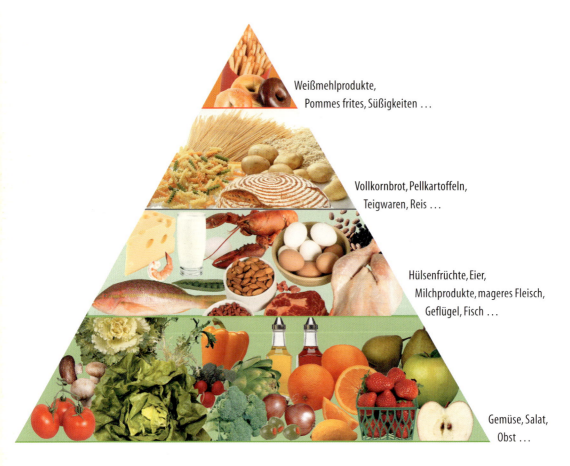

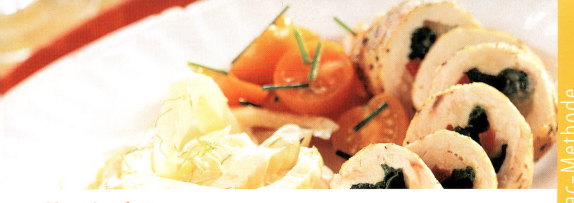

Kapitel 4
DIE MONTIGNAC-METHODE

Diese Ernährungsmethode besteht seit 1986. Sie ist das Ergebnis meiner persönlichen Erfahrungen, aber vor allem meiner **Forschungen in Zusammenarbeit mit Wissenschaftlern** und Ärzten seit Beginn der 80er Jahre.

Die Montignac-Methode ist keine Diät im herkömmlichen Sinn. Denn nach allgemeinem Verständnis ist eine Diät eine Ernährungsform mit Mengenbeschränkung, die für eine zeitlich begrenzte Dauer eingehalten wird. Die Montignac-Methode ist vielmehr eine ausgewogene Ernährungsweise und basiert auf der bestimmten Auswahl von Nahrungsmitteln innerhalb der Lebensmittelgruppen: Kohlenhydrate, Fett und Eiweiß. Diese Auswahl erfolgt unter Berücksichtigung ihrer nährenden Eigenschaften sowie der Fähigkeit, Stoffwechselreaktionen hervorzurufen, die Gewichtszunahme, Diabetes Typ II und Herz- und Gefäß-Erkrankungen vorbeugen. Versuche sowie spezielle wissenschaftliche Arbeiten zeigten, dass die Beschwerden der Patienten, die an diesen Krankheiten litten, in den meisten Fällen sogar deutlich verbessert werden konnten.

Bei der Montignac-Methode geht es also darum, die **Ernährungsgewohnheiten** entsprechend den angestrebten Zielen **umzustellen**:

- Gewichtsabnahme bei Übergewicht
- Vorbeugung von Übergewicht
- Vorbeugung von Diabetes Typ II
- Verminderung der Risikofaktoren für Herz- und Gefäß-Erkrankungen

> ▶ **Wenn Sie also Gewicht verlieren, Übergewicht, Diabetes Typ II und Herz- und Gefäß-Erkrankungen vorbeugen wollen, sollten Sie Ihre Ernährung umstellen.**

Die Montignac-Methode beruht auf mehreren Prinzipien. Aber bevor diese erklärt und danach umgesetzt werden können, sollte man sich mental darauf einstellen. Es ist wichtig alle herkömmlichen Diätprinzipien, die sich als falsch und überholt erwiesen haben, aus dem Gedächtnis zu streichen.

Im vorigen Abschnitt haben wir erfahren, dass keine direkte Beziehung zwischen Übergewicht und dem Energiegehalt unserer Mahlzeiten besteht. Schlagen wir uns daher diesen falschen Kalorienbegriff endgültig aus dem Kopf. Fragen wir uns nicht mehr, ob Nahrungsmittel, vor allem Fette, »gehaltvoll«, also kalorienreich, sind. Hören wir endlich auf, von »langsamen« und »schnellen Zuckern« zu sprechen, da wir inzwischen wissen, dass diese Begriffe falsch sind. Es ist wissenschaftlich bewiesen, dass sie uns nicht zum gewünschten Ziel bringen.
Wir sollten uns von den irreführenden Meinungen zum Thema Ernährung befreien, die mittlerweile leider Teil unserer Kultur geworden sind und von vielen traditionellen Diätexperten und von den Medien immer noch verbreitet werden.

Die Prinzipien der Montignac-Methode

Es geht vor allem darum, Nahrungsmittel nach ihrem Nährstoffgehalt und ihrer Stoffwechselwirkung auszuwählen:

- **Kohlenhydrate** mit einem niedrigen (bis 50) bzw. sehr niedrigen (bis 35) glykämischen Index werden bevorzugt.

- **Fette** werden im Hinblick auf ihre Fettsäuren ausgewählt:
  • mehrfach ungesättigte Omega-3-Fettsäuren (Fischfette) sowie einfach ungesättigte Fettsäuren (Olivenöl) werden bevorzugt;
  • gesättigte Fettsäuren (Fleischfett, Butter) werden gemieden.

- **Eiweiß** wird nach seinem Ursprung (pflanzlich oder tierisch) und im Hinblick darauf ausgewählt, ob es sich ergänzt.

Umsetzung

Die Montignac-Methode besteht aus 2 Phasen.

Phase I

In Phase I wird das Gewicht reduziert und die Bauchspeicheldrüsenfunktion reguliert. Sie dauert je nach Person und Übergewicht 3 bis 6 Monate bzw. bei stark übergewichtigen Menschen auch länger. Diese Zeitspanne ist erforderlich, um die Ernährungsgewohnheiten umzustellen, also schlechte Gewohnheiten zugunsten von guten Gewohnheiten aufzugeben, was bedeutet, dass »gute« Kohlenhydrate und »gute« Fette ausgewählt werden. Der Organismus wird gewissermaßen entgiftet. Die Bauchspeicheldrüse kann sich erholen, da sie nur wenig beansprucht wird.

Diese Phase kann man leicht durchhalten, da es keine Mengenbeschränkung gibt. Menschen, die sich ständig nach kalorienreduzierten Diäten ernährt haben, werden sich freuen, da sie sich endlich satt essen können und trotzdem abnehmen. Außerdem ist Phase I leicht durchzuführen, egal ob man zu Hause oder außer Haus isst. Die Mahlzeiten sind abwechslungsreich und ausgewogen, sie enthalten viele Ballaststoffe, Vitamine, Mineralien und Spurenelemente.

Man muss keinerlei Entbehrungen auf sich nehmen, und kann täglich mit großer Freude feststellen, wie sättigend und wohltuend diese neue Ernährungsform ist.

Neu an »Die neue Trendkost« nach Montignac ist die »glycaemic load«, was im Allgemeinen mit glykämischer Last bzw. glykämischer Ladung übersetzt wird. Wir verwenden in diesem Buch den Ausdruck glykämische Last.

Bei der Auswahl der Kohlenhydrate in Phase I empfiehlt es sich, das neue Konzept der »glykämischen Last« mit zu berücksichtigen

Phase II

Sie ist die Verlängerung von Phase I und sollte ein Leben lang beibehalten werden.
Die Kohlenhydrate werden weiterhin unter Berücksichtigung der glykämischen Last nach ihrem glykämischen Index ausgewählt. Die Kombinationsmöglichkeit der Nahrungsmittel ist jedoch größer als in Phase I. Durch das neue Konzept der glykämischen Last kann der Blutzuckeranstieg nach der Mahlzeit noch gezielter gesteuert werden.

Die Montignac-Methode ist nicht allein meine Erfindung, jedoch war ich der Erste, der die Erkenntnisse über den glykämischen Index einer großen Leserschaft in ganz Europa zugänglich machte. Sie resultiert aus zahlreichen wissenschaftlichen Studien, die seit Ende der 70er Jahre veröffentlicht wurden, aber auch aus vielen experimentellen Arbeiten, die ich in Zusammenarbeit mit vielen Ärzten und Ernährungsfachleuten durchführte. Die wissenschaftliche Grundlage der Montignac-Methode ist also nicht zu leugnen. Es gab mehrere Veröffentlichungen zu diesem Thema, insbesondere eine von Professor Jean Dumesnil, die im November 2001 im *British Journal of Nutrition* erschien. (Siehe Anhang)

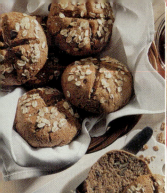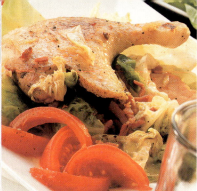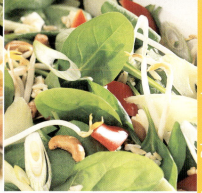

Kapitel 5
PHASE I

Das Prinzip

■ Die Anzahl der Mahlzeiten

Drei Mahlzeiten am Tag sind das Minimum:
- ein auswogenes Frühstück
- ein reichhaltiges Mittagessen
- ein leichtes Abendessen

Das Mittagessen auszulassen ist ein beträchtlicher Fehler. Denn der Körper neigt dazu, wegen der »erlittenen Entbehrungen« bei der folgenden Mahlzeit, also dem Abendessen, ein Übermaß an Reserven zu bilden. Auf das Abendessen zu verzichten, bringt hingegen weniger Nachteile. Andererseits kann man durchaus ein oder zwei zusätzliche Zwischenmahlzeiten zu sich nehmen.

▶ **Studien haben gezeigt,** dass der Energieverbrauch höher ist, wenn eine bestimmte Nahrungsmittelmenge auf fünf statt auf nur drei Mahlzeiten verteilt wird. Diese fünf Mahlzeiten müssen allerdings gut strukturiert sein, und es darf nicht ständig zwischendurch gegessen werden.

■ Das Ernährungsgleichgewicht

In Kapitel 2 wurde das Ernährungsgleichgewicht der Montignac-Methode erklärt. **Es setzt sich zu 30 % aus Eiweiß, zu 30 % aus Fett und zu 40 % aus Kohlenhydraten zusammen.** Die Erfahrung hat gezeigt, dass dieses Gleichgewicht spontan erreicht wird, wenn man Kohlenhydrate mit niedrigem glykämischem Index auswählt. Wichtig ist, dass dieses Gleichgewicht durch die Gesamtheit der Mahlzeiten an einem Tag erreicht wird. Das heißt, dass man nicht bei jeder einzelnen Mahlzeit darauf achten muss. Man kann zum Beispiel beim Frühstück oder beim Abendessen viele Kohlenhydrate zu sich nehmen und beim Mittagessen dagegen weniger Kohlenhydrate, dafür aber mehr Eiweiß und Fett verzehren.

■ Die Auswahl von Kohlenhydraten mit sehr niedrigem bzw. niedrigem glykämischem Index

Damit die Mahlzeit dem oben erläuterten Gleichgewicht entspricht, dürfen die Kohlenhydrate höchstens einen glykämischen Index (GI/GLYX) von 35 aufweisen.

Beispiel **Hühnerbrust mit weißen Bohnen**
Eiweiß: im Hühnerbrustfleisch
Fett: in der Hühnerbrust und in der -haut
Kohlenhydrate: in den weißen Bohnen (GI 30)

Besteht die Mahlzeit aus einem Kohlenhydrat mit niedrigem glykämischem Index (GI bis 50), steht die Wahl der Eiweißquelle frei. Bei den Fetten muss man hingegen Einschränkungen beachten. Zu Kohlenhydraten mit einem GI von 35–50 sind in Phase I nur die tierischen mehrfach ungesättigten Omega-3-Fettsäuren, die in Fischfetten vorkommen, erlaubt.

Beispiel **Naturreis mit Lachs**
Kohlenhydrate: im Naturreis (GI 50)
Eiweiß: im Lachs
Fett: im Lachs

▶ Kohlenhydrate mit hohem glykämischem Index meiden

Seit der zweiten Hälfte des 20. Jahrhunderts besteht ein Großteil der Mahlzeiten unseres modernen Lebens aus schlechten Kohlenhydraten. Diese sollten in Phase I gemieden werden. Dazu zählen insbesondere:

Weißmehl in allen Varianten:
- Weißbrot
- Gebäck
- Kekse

- Kuchen
- Kräcker
- Sandwiches
- Hotdogs
- Pizza
- Teigwaren aus weißem Grieß
- Grieß
- Getreideflocken

Zucker, enthalten in:
- Limonaden
- Colagetränken
- Säften
- Gebäck
- Keksen
- Kuchen
- Getreideflocken
- Müsliriegeln
- Schokoriegeln »für den kleinen Hunger zwischendurch«
- Eis
- verschiedenen Süßigkeiten
- den meisten Konserven und Fertiggerichten

Kartoffeln in jeder Zubereitungsart, insbesondere:
- Pommes frites
- Bratkartoffeln
- Püree
- Gratins
- Chips

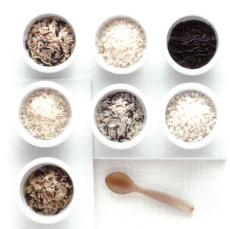

Weißer Reis westlicher Herkunft, dessen glykämischer Index höher ist als der von ursprünglichen indischen und asiatischen Reissorten. Der Grund dafür ist die Stärkestruktur und der hohe Ertrag.
- weißer Langkornreis
- Milchreis

Modifizierte Stärken: Es handelt sich hierbei um Produkte, die durch die chemische Behandlung von Stärke entstehen. Durch den Vorgang wird die

Gelierfähigkeit erhöht. Die Produkte werden als Binde- und Verdickungsmittel in einer Vielzahl von industriell hergestellten Nahrungsmitteln verwendet, vor allem für:
- Konserven
- Dosensuppen
- Fertigsoßen
- Mayonnaisen
- Nachspeisen

Zu dieser Kategorie zählen auch:
- alle Siruparten (Weizen-, Malz-, Maissirup usw.)
- Dextrine
- Maltodextrine
- andere Amylopektine (wasserunlöslicher Teil der Stärke)

Auswahl der Fette

Schlechte Fette

1. **Gesättigte Fette** – enthalten in:
   - Rind
   - Kalb
   - Hammel
   - Schwein
   - Wurstwaren
   - Butter
   - Sahne
   - Vollmilchprodukten

2. **Mehrfach ungesättigte Trans-Fettsäuren** – enthalten in:
   - Margarine
   - Frittierfetten
   - pflanzlichen Ölen (raffiniert)
   - Feingebäck
   - Backwaren
   - Backzutaten
   - Backfett …

Transfettsäuren werden **leicht als Fettreserven** gespeichert, insbesondere wenn die Insulinausschüttung sehr hoch ist (bei Hyperinsulinismus). Deshalb sollten sie gemieden werden.

Gute Fette

1. **Einfach ungesättigte Fettsäuren** werden nicht so leicht gespeichert. Sie tragen besonders dazu bei, **den Blutzuckerspiegel zu senken** und somit die Insulinantwort einzuschränken. Sie sind enthalten in:
   - Olivenöl
   - Entenfett
   - Gänsefett

2. **Mehrfach ungesättigte Omega-3-Fettsäuren** tierischer Herkunft werden nicht als Fettreserven gespeichert. Ihr Verzehr **fördert sogar die Gewichtsabnahme.** Sie sind enthalten in:
   - Fischöl
   - Tran

Frühstück Phase I

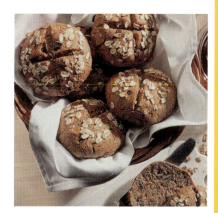

Nach einer etwa zehnstündigen Phase der Nüchternheit muss dem Organismus am Morgen wieder Glukose zugeführt werden. Aus diesem Grund sollte man beim Frühstück besonderen Wert auf den Verzehr von Kohlenhydraten legen. Da der Blutzuckerspiegel morgens jedoch dazu neigt, sehr schnell anzusteigen, sollte auf zusätzliche Fette wie Käse, Eier, Butter, Sahne oder Vollmilchprodukte möglichst verzichtet werden. Diese Fette würden durch die starke Insulinantwort gespeichert werden.

Eiweiß sollte dagegen bevorzugt verzehrt werden. Es eignen sich Magermilchprodukte, Schinken ohne Fettrand oder noch besser dünne Scheiben Hähnchen- oder Putenbrust, dessen Fettgehalt unter 2 % liegt. Es ist auch durchaus möglich, zum Frühstück Fisch, z. B. Makrele, Thunfisch, Hering oder Lachs zu essen, wie es in Skandinavien üblich ist. Man kann auch dem südspanischen Beispiel folgen und ein getoastetes Vollkornbrot mit Olivenöl beträufeln. Olivenöl kann sogar dazu beitragen, den Blutzuckerspiegel zu senken.

Kohlenhydrat-Frühstück

	empfehlenswert	annehmbar	verboten
frisches Obst	Äpfel	Ananas	Bananen, sehr reife
	Birnen	Bananen, leicht grüne	Esskastanien
	Erdbeeren	Mangos	Obstkonserven, gezuckert
	Himbeeren	Papayas	
	Grapefruits		
	Kirschen		
	Kiwis		
	Nektarinen		
	Orangen		
	Pfirsiche		
	Pflaumen		
	Zitronen		
frisches Gemüse/Salat	Karotten, roh		
	Kichererbsenmus		
	Mus aus grünen Linsen		
	Paprikaschoten		
	Pilze		
	Salat		
	Salatgurken		
	Tomaten		
	Zwiebeln		
Brot Gebäck Kuchen Süßigkeiten	Vollkornbrot, 100%iges	Roggenvollkornbrot, fein geschrotet	Ahornsirup
	Pumpernickel	Schwarzbrot	Croissant
	ballaststoffreiches Vollkornknäckebrot, mind. 20 % Ballaststoffanteil	Vollkornbagel	Hefegebäck
		Vollkornbrötchen	Honig
		Vollkornbrot, fein geschrotet	Kekse
		Vollkornbrot, getoastet	Madeleines
		Vollkornkekse, ungezuckert	Muffins
		Vollkorn-Schwedenbrötchen, getoastet	Toastbrot, aus Weißmehl
			Waffeln
			Weißbrot
			Zucker
			Zwieback

Achten Sie darauf, ob der Fettgehalt absolut oder in der Trockenmasse (i. Tr.) genannt ist. Der auf der Verpackung angegebene Fettgehalt von Frischkäse/körnigem Frischkäse entspricht oft dem Fettanteil in der Trockenmasse, das heißt der Masse, die übrig bleibt, wenn dem Käse die gesamte Flüssigkeit entzogen wird. Empfehlenswert ist ein Fettgehalt von max. 0,3 %; annehmbar ist hin und wieder ein Fettgehalt von 4 % absolut bzw. 15 % Fett i. Tr. zu einer Kohlenhydratmahlzeit in Phase I.

Kapitel 5 – Phase I

	empfehlenswert	annehmbar	verboten
Getreideflocken und Hefe	Bierhefe	Haferflocken	Cornflakes
	Haferkleie	Müsli, ungezuckert	Getreideflocken, gezuckert
	Vollkorngetreide-flocken, ungezuckert	Weizenkleie	Puffmais
	Weizenkeime		Puffreis
Konfitüre	Apfelmus, ungezuckert	Marmelade mit Fruktose	Haselnussmus, gezuckert
	Fruchtaufstrich, ungezuckert	Haselnussmus ohne Zucker	Konfitüre / Gelee, gezuckert
			Quittengelee, gezuckert
Eiweißquellen: Milch- und Soja-produkte, Fisch, Fleisch	Frischkäse, max. 0,3 % Fett	Frischkäse, 15 % Fett i. Tr.	Butter
	Hähnchenbrust, 2 % Fett	körniger Frischkäse, 15 % Fett i. Tr.	Eier
	Heringe	Quark, 20 % Fett i. Tr.	Frischkäse, Vollfettstufe
	Joghurt, mager /fettarm, 0,3 – 1,5 % Fett	Schinken, 4 % Fett	Frühstücksspeck
	körniger Frischkäse, max. 0,3 % Fett	Vollmilchjoghurt, 3,5 % Fett	Joghurt mit Obst, gezuckert (Fertigprodukte)
	Lachs, frisch/geräuchert		Käse
	Magerquark, max. 0,3 % Fett		körniger Frischkäse, 20 % Fett i. Tr.
	Makrele, frisch/geräuchert		Margarine
	Natur-Sojajoghurt		Quark, 40 % Fett i. Tr.
	Putenbrust, 2 % Fett		Sahne
	Thunfisch in Wasser		Sahnejoghurt
			Salami
			Schinken, über 4 % Fett
			Sojajoghurt, gezuckert
			Vollmilch
			Vollmilchjoghurt, gezuckert
			Würstchen
Getränke	Kaffee, entkoffeiniert	Fruchtsaft, frisch gepresst	alkoholhaltige Getränke
	Kakao, mind. 70 %	Gemüsesaft, frisch gepresst	Colagetränke
	Magermilch	Kaffee, halb entkoffeiniert und halb koffeinhaltig	Erfrischungsgetränke, Limonaden
	Sojamilch	Milch, fettarm	Fruchtsäfte, gezuckert
	Tee, schwacher		Kaffee, stark
	• schwarzer		Kakaogetränke mit Vollmilch und Zucker (Fertigprodukte)
	• grüner		Vollmilch
	• Kräuter		
	• Früchte		

Folgende Empfehlungen sollten Sie beachten:

Fruchtsäfte

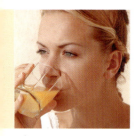

Trinkt man nach dem Aufstehen Fruchtsaft, so steigt anschließend der Blutzuckerspiegel stark an, auch wenn es sich dabei um frisch gepressten Fruchtsaft wie Orangensaft handelt. Deshalb sollte man besser darauf verzichten. Möchte man dennoch Fruchtsaft trinken, dann allenfalls nach dem Frühstück, denn in diesem Fall hat er eine geringere Wirkung auf den Blutzuckerspiegel. Es ist auf jeden Fall ratsam, keine Fruchtsäfte aus Flaschen, selbst ungezuckerte, zu trinken.

Obst

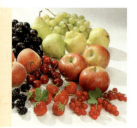

Manche Menschen haben ein besonders empfindliches Verdauungssystem. Wenn sie während oder nach einer Mahlzeit Obst essen, kann es möglicherweise gären und Verdauungsstörungen wie Blähungen verursachen. Anfällige Personen sollten frisches Obst möglichst zu Beginn der Mahlzeit zu sich nehmen und ungefähr **15 Minuten** warten bevor sie etwas anderes essen. So kann das Obst getrennt von der übrigen Nahrung verdaut werden.

Wer weniger empfindlich ist, kann Obst während oder nach einer Mahlzeit verzehren. Zum Frühstück kann Obst dann zum Beispiel mit Getreideflocken gemischt werden.

Brot

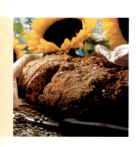

Das einzige Brot, das wir empfehlen, ist 100%iges Vollkornbrot. Man sollte eigentlich von »echtem« Vollkornbrot sprechen. Dieses Brot sollte aus Vollkornmehl (hoch ausgemahlenes Mehl – mindestens Type 1800–2000) und natürlicher Hefe hergestellt werden. Das echte Vollkornbrot kaufen Sie am besten in Reformhäusern, Bioläden, auf dem Markt oder gut sortierten Bäckereien.

Wenn Sie kein 100%iges Vollkornbrot finden, sollten Sie die Brotscheiben zusätzlich toasten, denn das senkt deren glykämischen Index leicht. Als Alternative dazu können Sie Pumpernickel kaufen, das aus Roggenschrot besteht. Manche Hersteller fügen jedoch Zucker oder Fette bei. Meistens handelt es sich dabei aber nur um geringfügige Mengen, die im Toleranzbereich liegen. Ballaststoffreiches Vollkornknäckebrot mit einem Ballaststoffgehalt zwischen 20 – 25 % ist ebenfalls empfehlenswert. Man

* Man fand heraus, dass das Mehl, je gröber es ausgemahlen wird (große Partikel), umso weniger dazu beiträgt, den Blutzuckerspiegel zu erhöhen. Nehmen Sie deshalb lieber Vollkornbrot, das Getreideschrot oder sogar ganze Getreidekörner enthält.

kann es pur oder als Beilage zu dem oben genannten Vollkornbrot verzehren. In dem Fall liefert es zusätzliche Ballaststoffe.

Auf alle Brot- und Knäckebrotsorten kann man Magerquark, fettarmen Frischkäse oder fettarmen, körnigen Frischkäse mit max. 0,3 % Fett streichen und etwas zuckerfreien Fruchtaufstrich oder sie mit Puten- und Hähnchenbrust sowie jeder Menge frischer Gurken- und Tomatenscheiben und Salat belegen.

Tee, Kaffee, Kakao

In Phase I empfiehlt es sich, keinen starken Kaffee zu trinken, da Koffein bei einigen übergewichtigen Menschen die Insulinausschüttung verstärken kann (bedingt durch bereits durchgeführte Diäten in der Vergangenheit). Deshalb sollte man es sich zur Gewohnheit machen, entkoffeinierten Kaffee oder zumindest eine Mischung aus koffeinhaltigem und koffeinfreiem Kaffee zu trinken.

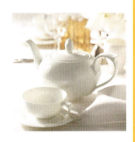

Bei Tee gibt es keine Einschränkungen, auch wenn er von Natur aus ein wenig Koffein/Teein enthält. Bei Kakao hingegen sollte man vorsichtig sein, denn die meisten Kakaopulver, vor allem die für Kinder enthalten Zucker und Stärke. Man sollte deshalb ungezuckertes Kakaopulver kaufen und das Getränk nur bei Bedarf mit etwas Fruchtzucker süßen.

Getreideflocken/Getreideprodukte/Cerealien

Diese Rubrik ist trügerisch, denn seit 50 Jahren verbergen sich hinter der Bezeichnung Cerealien äußerst bedenkliche Industrieprodukte, vor allem solche, die speziell für die Gesundheit von Kindern empfohlen werden. Man sollte ganz allgemein alle industriell hergestellten oder bearbeiteten Getreideflocken, Cornflakes, Weizenflakes, Puffreis und Puffweizen vom Speisezettel verbannen, da sie hyperglykämisch wirken.

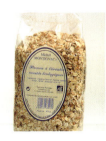

Annehmbar sind Vollkorngetreideflocken wie Weizen-, Gersten- und vor allem Haferflocken. Sie sollten kalt mit Magermilch, Magerjoghurt, Magerquark, magerem Frischkäse oder magerem körnigen Frischkäse verzehrt und können bei Bedarf mit etwas zuckerfreiem Fruchtaufstrich gesüßt werden.

Vorsicht bei Porridge: Porridge wird aus dem eigentlich hervorragenden Hafer zubereitet. Durch den Kochvorgang gelatiniert der Hafer jedoch, der glykämische Index steigt und er verliert so seine positiven Eigenschaften. Deshalb ist es empfehlenswert, Porridge nur mit warmem Wasser oder Magermilch anzurühren, ohne ihn zu kochen, wie es sonst üblich ist.

Eiweiß-Fett-Frühstück

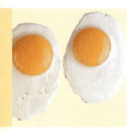

Diese Art ähnelt dem klassischen angelsächsischen Frühstück das aus den berühmten »Eiern mit Speck« besteht. Es kann sich auch aus Fleisch, Wurst, Käse und Fisch zusammensetzen. Dieser Frühstückstyp darf im Rahmen der Montignac-Methode **hin und wieder** verzehrt werden. Er enthält jedoch große Mengen an gesättigten Fetten. Deshalb sollte jeder, der an erhöhtem Cholesterinspiegel (Hypercholesterinämie) leidet, diese Variante von vornherein ausschließen.

Bei diesem Frühstück, das sich vornehmlich aus Eiweiß und Fett zusammensetzt, sollte auf jede Art von Kohlenhydraten verzichtet werden, mit Ausnahme von Äpfeln oder anderen Kohlenhydraten mit sehr niedrigem glykämischem Index.

empfehlenswert	annehmbar	verboten
Eier, hart gekocht	Äpfel	Ahornsirup
Fisch	Beeren	Banane
Frühstücksspeck	Brokkoli	Croissant
Käse	Erdnüsse	Getreideflocken
Omelett	Mandeln	Hefegebäck
Rührei	Nüsse	Honig
Schinken, gekocht	Orangen	Kartoffeln
Schinken, roh	Pilze	Konfitüre
Spiegelei	Tomaten	Madeleines
Würstchen (Chipolatas)	Kaffee, schwach	Schoko-Croissant
Kaffee, entkoffeiniert	Tee, schwarz, schwach	Vollkornbrot
Kräutertee	Vollmilch	Weißbrot
grüner Tee		Zwieback
Milch, mager oder fettarm		Kaffee
		Kakao

Dieser Frühstückstyp ist häufig die vernünftigste Variante, wenn man im Hotel frühstückt, da die Wahrscheinlichkeit, dort gute Kohlenhydrate zu finden, sehr gering ist.

Zwischenmahlzeit am Vormittag

Wenn das Frühstück im Wesentlichen aus Kohlenhydraten mit hohem glykämischem Index (Weißmehl-, zuckerhaltige Produkte …) besteht, ist die Wahrscheinlichkeit sehr groß, dass man noch vor dem Zeitpunkt für das Mittagessen Hunger bekommt. Deshalb haben viele Menschen das Bedürfnis, zwischendurch etwas zu essen. Sie würden jedoch keinen Hunger verspüren, wenn Sie ausschließlich Kohlenhydrate mit **niedrigem** glykämischem Index verzehren; insbesondere, wenn Sie auch eiweißhaltige Produkte wie fettarmen Käse, Hähnchen- oder Putenbrust, Lachs … zu sich nehmen, denn **eiweißhaltige Nahrungsmittel lassen das Sättigungsgefühl länger anhalten.** Wenn Sie aber weiterhin eine Zwischenmahlzeit am Vormittag einnehmen möchten, empfehlen sich besonders Nahrungsmittel, die den Hunger stillen, ohne sich dabei nachteilig auf den Blutzucker auszuwirken.

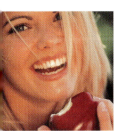

Empfehlenswert ist:
- ein Apfel
- ein Naturjoghurt
- ein Stück Hartkäse oder
- ein hart gekochtes Ei
- rohes Gemüse wie Gurke, Karotte, Tomate, Selleriestange, Paprika …

Mittagessen Phase I

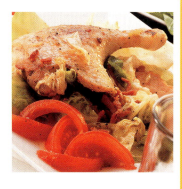

Beim Mittagessen muss auf jeden Fall der wichtigste Grundsatz der Montignac-Methode eingehalten werden. Er besteht im Wesentlichen darin, nur Kohlenhydrate mit niedrigem bzw. sehr niedrigem glykämischem Index zu verzehren, um die Blutzucker- und Insulinantwort so gering wie möglich zu halten. Wie beim Frühstück gibt es keine Mengenbeschränkungen. Sie sollten so viel essen, dass sich ein angenehmes Sättigungsgefühl einstellt.

Im Idealfall stellt das Mittagessen die wichtigste Mahlzeit des Tages dar und setzt sich somit nach klassischem Muster aus Vorspeise, Hauptgericht und Nachtisch zusammen.

Leider hat nicht jeder das Glück, wie ca. 70 % der Franzosen, Italiener oder Spanier, das Mittagessen zu Hause einnehmen zu können. Und wer auswärts isst, arbeitet nicht immer in einem Unternehmen, das eine Kantine oder Cafeteria hat. Insbesondere in Nordamerika müssen sich viele Menschen mit einem kleinen Imbiss begnügen, den sie aus Zeitmangel in der Nähe ihres Arbeitsplatzes einnehmen. Wir werden im Folgenden die verschiedenen Möglichkeiten darstellen.

Sandwiches, Hamburger, Hotdogs

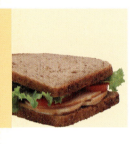

Sie sind grundsätzlich zu meiden, da das Brot, das ihre Grundlage bildet, ein Kohlenhydrat mit hohem oder sogar sehr hohem glykämischem Index ist. Zudem werden Sandwiches, Hotdogs und Hamburger in den meisten Fällen zusammen mit schlechten Fetten (gesättigte oder mehrfach ungesättigte Trans-Fettsäuren) verzehrt, die im Fleisch und in den Soßen enthalten sind. Sie enthalten auch eine beträchtliche Menge Zucker.

Es bringt wenig, ein so genanntes »Vollkornsandwich« dazu zu essen, denn dabei handelt es sich allzu oft um ein Marketingprodukt, das gesundheitsbewusste Kunden täuschen soll. Industriell hergestelltes Vollkornbrot enthält sehr wenig Ballaststoffe und fast genauso viel schlechtes Fett und Zucker wie Weißbrot. Sein glykämischer Index nähert sich dem von Weißbrot.

Aus diesem Grund bleibt als einzige Alternative ein selbst gemachtes Sandwich als Mittagsmahlzeit. Am besten bereiten Sie es zu Hause vor und nehmen es in einer Frischhaltedose mit. Sie sollten 100%iges Vollkornbrot, Schwarzbrot oder Pumpernickel verwenden. Der Vorteil ist der, dass die vielen darin enthaltenen Ballaststoffe dazu beitragen, das glykämische Gesamtergebnis des Sandwiches zu senken.

▶ **Schlechte Fette wie Butter, Margarine, fette Wurst ...**
sollte man auf jeden Fall meiden. Die einzigen erlaubten Fette sind Olivenöl und Fischfett. Verwendet man Fleisch, so darf dieses nicht mehr als 4 % Fett enthalten.

Mögliche Beläge für ein Sandwich aus 100%igem Vollkornbrot

Karotten, roh	Frischkäse, max. 0,3 % Fett	Bündner Fleisch
Kichererbsenmus	Joghurt, mager	Hähnchenbrust
Mus aus grünen Linsen	Joghurt, fettarm	Hering
Paprikaschoten	körniger Frischkäse, max. 0, 3 % Fett	Kochschinken ohne Fettrand
Pilze		Makrelenfilet, geräuchert
Salat	Magerkäse	Putenbrust
Salatgurken	Magerquark, max. 0,3 % Fett	Räucherlachs
Tomaten	scharfer Senf	Thunfisch im eigenen Saft
Zwiebeln		

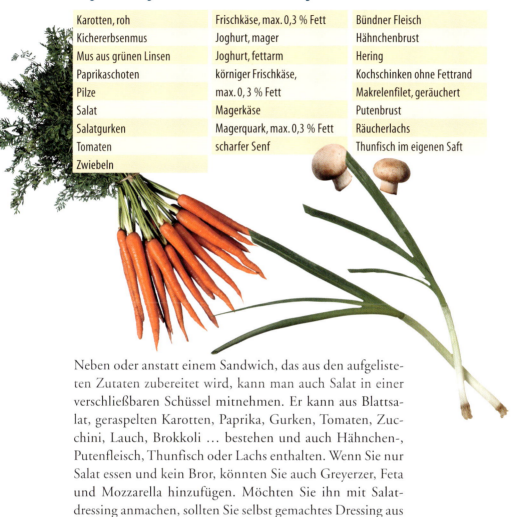

Neben oder anstatt einem Sandwich, das aus den aufgelisteten Zutaten zubereitet wird, kann man auch Salat in einer verschließbaren Schüssel mitnehmen. Er kann aus Blattsalat, geraspelten Karotten, Paprika, Gurken, Tomaten, Zucchini, Lauch, Brokkoli … bestehen und auch Hähnchen-, Putenfleisch, Thunfisch oder Lachs enthalten. Wenn Sie nur Salat essen und kein Bror, könnten Sie auch Greyerzer, Feta und Mozzarella hinzufügen. Möchten Sie ihn mit Salatdressing anmachen, sollten Sie selbst gemachtes Dressing aus Olivenöl und Essig verwenden, denn die handelsüblichen Standardprodukte enthalten meist Zucker oder Glukose.

Pizza

Unter dem Gesichtspunkt unserer Ernährungsprinzipien hat Pizza nur einen Nachteil, und zwar den Weißmehlboden, dessen glykämischer Index ziemlich hoch ist. Der Belag hingegen ist in der Regel annehmbar.

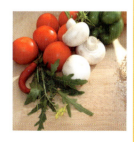

Um eine für die **Montignac-Methode geeignete Pizza** zu backen, stellt man den Teig mit Mehl her, dessen glykämischer Index niedriger ist.

Montignac-Pizza

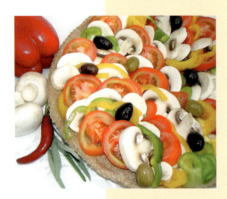

Zutaten:

- 100 g Weizenvollkornmehl
- 100 g Roggenvollkornmehl
- 100 g Buchweizenvollkornmehl
- 50 g Kleie
- 1 EL Olivenöl
- 1 ganzes Ei
- 150 ml warmes Wasser
- 1/2 Würfel Hefe
- Salz (möglichst wenig)

Kneten Sie die Zutaten von Hand oder mit der Küchenmaschine zu einem glatten Teig. Rollen Sie den Teig so dünn wie möglich aus und belegen Sie damit ein großes Backblech. Backen Sie den Teig bei mittlerer Hitze, ca. 180 °C, vor, ohne ihn braun werden zu lassen. Belegen Sie die Pizza dann mit allen gewünschten Zutaten: Tomaten, Champignons, Schinken, Ei, Thunfisch, Lachs, Oliven … und Hartkäse. (In Phase I empfiehlt es sich auf Käse zu verzichten oder nur sehr wenig lange gereiften Hartkäse z. B. Parmesan – zu verwenden.) Setzen Sie nun den Backvorgang bei starker Hitze, ca. 210–220 °C, für 5–10 Minuten fort, bis die Pizza fertig gebacken ist. Sie können diese Pizza auch kalt zur Arbeit mitnehmen und bei Bedarf in der Mikrowelle kurz aufwärmen.

Salatbüfett

In Restaurants, Firmenkantinen und in gut sortierten Lebensmittelläden findet man immer häufiger Salatbüfetts. Wenn Sie die Prinzipien der Montignac-Methode schon verinnerlicht haben, können Sie nun an der Salatbar die richtige Wahl treffen:

Empfehlenswerte Nahrungsmittel *

Rohkost/Gemüse	Fleisch	Wurst, Innereien	Fisch/Schalentiere
Artischocken	Büffel	Blutwurst	Austern
Auberginen	Hammel	Bratwurst	Calamares
Avocados	Kalb	Schinken	Gambas
Blumenkohl	Lamm	Würstchen	Scampi
Bohnen, grün	Rind	Kalbsbries	Garnelen
Brokkoli	Schwein	Nieren	Hering
Chicorée		Rinderherz	Hummer
Endivie	**Geflügel**	Rinderzunge	Jakobsmuscheln
Erbsen	Ente		Kaisergranathummer
Eskariol	Fasan	**Eier und Käse**	Krebse
Gurken	Gans	Eier, hart gekocht	Lachs, frisch
Karotten, roh	Huhn	Omelett	Langusten
Kichererbsen	Perlhuhn	Rührei	Makrelen
Kohl	Pute/Truthahn	Spiegelei	Meeresschnecken
Kopfsalat	Strauß	Feta	Räucherlachs
Lauch	Taube	Frischkäse	Sardellen
Linsen	Wachtel	Gouda	Sardinen
Löwenzahn		Greyerzer	Thunfisch
Palmherzen	**Wild**	körniger Frischkäse	
Paprikaschoten	Kaninchen	Mozzarella	
Pilze	Reh	Quark	
Radieschen	Wildschwein		
Romasalat			
Rosenkohl			
Sauerkraut			
Sellerie			
Sojabohnensprossen			
Tomaten			
Trockenbohnen			
Weizenkeime			
Zucchini			

* Alles, was nicht auf dieser Liste steht, ist mit Vorsicht zu genießen

Kapitel 5 – Phase I

Anmerkung

Selbst wenn eine Salatbar für einen Anhänger der Montignac-Methode ein wahres Schlaraffenland ist, so birgt sie doch auch einige Tücken. Versuchen Sie, folgende Fallen zu umgehen:

- Salate, die Kartoffeln, Mais oder Croûtons enthalten
- Wurstwaren, in denen fette Stückchen und verschiedene Zusatzstoffe zu finden sind
- Nahrungsmittel, die Stärke oder Mehl enthalten können, z. B. manche Würstchen, Weißwürste, Pasteten wie Leberpastete, Fleischkäse, Streichwurst
- Blätterteigpasteten, Königinpasteten, Blinis, Quiches, Krapfen und alle Toastsorten, die mit Weißmehl hergestellt werden.

Wahrscheinlich möchten Sie wissen, ob Sie Teigwaren/Pasta von der Salatbar essen dürfen. Meiden Sie alle warmen Teigwaren, denn ihr glykämischer Index ist für Phase I zu hoch. Das einzige Zugeständnis kann bei Spaghetti gemacht werden, allerdings unter der Bedingung, dass sie kalt, z. B. als Salat, verzehrt werden. Nur in dieser Form ist ihr glykämischer Index relativ niedrig.

Wenn Sie ein Dessert möchten, bevorzugen Sie Beerenobst wie Erdbeeren, Himbeeren, Brombeeren, Heidelbeeren.

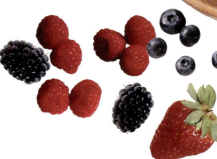

Im Restaurant

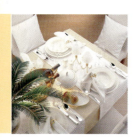

Wenn Sie aus persönlichen oder beruflichen Gründen in einem Restaurant zu Mittag essen, können Sie sich gemäß der Tradition einiger Mittelmeerländer wie Frankreich, Italien, Spanien, Portugal oder Griechenland eine Mahlzeit aus sorgfältig ausgewählten aufeinander folgenden Gängen zusammenstellen.

- Vorspeise – meist Salat
- Hauptgericht – Fisch oder mageres Fleisch mit reichlich Gemüse
- Nachtisch – Milchprodukt, Käse oder Obst

Zu dieser Mahlzeit wird selbstverständlich **kein Brot** gegessen.

Mittagessen: **Vorspeisen** Phase I

	empfehlenswert	annehmbar	verboten
Rohkost / Gemüse	Artischocken	Äpfel	Blätterteig
	Auberginen	Basmatireis, kalt	Blätterteigpastete
	Avocados	Grapefruit	Brot
	Blumenkohl	Melone*	Kräcker
	Bohnen, grün	Spaghetti, kalt	Crêpes, Pfannkuchen
	Brokkoli	Wassermelone*	Croûtons
	Chicorée		Kartoffeln
	Endivie		Königinpastete
	Erbsen		Krapfen
	Gurken		Mais
	Karotten, roh		Pizza
	Kichererbsen		Quiches
	Kohl		Reis
	Kopfsalat		Soufflé
	Kresse		Toast
	Linsen		
	Löwenzahn		
	Oliven (schwarz und grün)		
	Palmherzen		
	Paprikaschoten		
	Pilze		
	Radieschen		
	Romasalat		
	Spargel		
	Tomaten		
	Trockenbohnen		
	Zucchini		
Fisch / Schalentiere	Austern		
	Calamares		
	Fischsuppe (ohne Mehl und Zucker)		
	Garnelen		
	Hering		
	Herzmuscheln		
	Hummer		
	Jakobsmuscheln		
	Kaisergranathummer		

*Wenn Sie ein Gericht im Restaurant bestellen, betonen Sie immer: »Bitte **ohne Kartoffeln!**« bzw. »**ohne Croûtons!**«.*

	verboten
zu Fisch / Schalentieren	Fisch, paniert

* Trotz hohem GI sind diese Nahrungsmittel annehmbar, da der Kohlenhydratanteil so gering ist (z.B. 6 g/100 g bei Melone), dass die Auswirkungen auf den Blutzuckerspiegel zu vernachlässigen sind.

noch **Mittagessen: Vorspeisen** Phase I

	empfehlenswert	annehmbar	verboten
Fisch/Schalentiere	Kammmuscheln		
	Kaviar		
	Krebse		
	Lachs, mariniert		
	Languste		
	Makrele		
	Räucherlachs		
	Rotbarbenfilet		
	Sardellen		
	Sardinen		
	Scampi/Gambas		
	Thunfisch		
	Tintenfisch		
Eier und Suppen	Eier in Aspik	Gewürzgurken	Mixed Pickles
	Eier mit Mayonnaise	Mayonnaise, selbst gemacht	
	Eier, hart gekocht	Senf	
	Gazpacho (ohne Croûtons)		
	Gemüsesuppe		
	Rührei		
Fleisch	Bündner Fleisch	Frühstücksspeck	Knoblauchwurst
	Entenrillettes	Hartwurst	
	Froschschenkel	Landleberpastete	
	Gänseleber	Leberpastete	
	Gänserillettes	Schweinerillettes	
	Geflügelleber	Streichwurst	
	Geflügelmägen		
	Schinken, gekocht		
	Schinken, roh		
	Schnecken		
	Speckwürfel		
Käse	Cheddar		
	Feta		
	Greyerzer		
	Mozzarella		
	Ziegenkäse, warm		

Mittagessen: **Hauptgericht** Phase I

	empfehlenswert
Fleisch	Büffel
	Hammel
	Kalb
	Kaninchen
	Lamm
	Reh
	Rind
	Schwein
	Wildschwein
Fisch	Barsch
	Dorsch
	Forelle
	Hering
	Kabeljau
	Katzenhai
	Lachs
	Makrele
	Merlan
	Rotzunge
	Sardinen
	Schwertfisch
	Seehecht
	Seelachs
	Seeteufel
	Seezunge
	Thunfisch
	alle Meeres- und Flussfische
Geflügel	Ente
	Fasan
	Gans
	Hühnchen
	Kapaun
	Perlhuhn
	Pute
	Strauß
	Taube
	Wachtel
Eier	Omelett
	mit Gemüse
	mit Pilzen
	mit Schinkenwürfeln

	verboten
zu Fleisch	Brot
	Butter
	Kräcker
	Fleisch, fette Stücke
	Fleisch, paniert
	Toast

	verboten
zu Fisch	Brot
	Kräcker
	Fisch, paniert
	Toast

	verboten
zu Geflügel	Meiden Sie die Haut von Ente, Gans, Huhn, Pute …

annehmbar	verboten
Frühstücksspeck	Omelett mit Kartoffeln

Kapitel 5 – Phase I

Mittagessen: **Beilagen** Phase I

empfehlenswert	annehmbar	verboten
Artischocken	Bohnen, rot	Brot
Auberginen	Gartenkürbis *	Bulgur
Blumenkohl	Karotten, gekocht *	Couscous
Bohnen, grün	Linsen, braun	Kräcker
Bohnen, weiß	Riesenkürbis *	Esskastanien
Brechbohnen	Trockenerbsen, geschält	Fadennudeln
Brokkoli	weiße Rüben *	Kartoffelauflauf
Chicorée		Kartoffeln, gebraten
Knoblauch		Kartoffeln, gekocht
Kohl		Kartoffelpüree
Linsen, grün		Lasagne
Mangold		Nudeln
Paprikaschoten		Pommes frites
Pilze		Reis
Sauerampfer		Suppennudeln
Sauerkraut		Teigwaren
Schwarzwurzel		Toast
Sellerie		Weizengrieß
Spargel		
Spinat		
Tomaten		
Trockenbohnen		
Zucchini		
Zwiebeln		

* Trotz des hohen GI sind diese Nahrungsmittel annehmbar, da der Kohlenhydratanteil so gering ist, (z.B. 6 g/100 g bei Karotten) dass ihre Auswirkungen auf den Blutzuckerspiegel zu vernachlässigen sind.

** Der Salzverbrauch sollte unbedingt auf ein Minimum reduziert werden. Salz führt sehr häufig zu Bluthochdruck und insbesondere bei Frauen zu Wassereinlagerungen. Darüber hinaus spielt das im Salz enthaltene Natrium eine Rolle beim Glukose-Stoffwechsel. Eine Verringerung des Salzverzehrs (oder völliger Verzicht) kann dazu beitragen, die Glukoseaufnahme zu begrenzen, und verhindert so ein Ansteigen des Blutzuckerspiegels, was wiederum einen Gewichtsverlust nach sich zieht.

Diverse Gewürze und Zutaten

in vernünftigen Mengen			in geringen Mengen	verboten
Gewürzgurken	Öle:	Basilikum	Pfeffer	Béchamelsoße
Mixed Pickles	Erdnussöl	Bohnenkraut	Salz **	Fertigmayonnaise
Oliven, grün	Haselnussöl	Dill	Senf	Karamell
Oliven, schwarz	Olivenöl	Estragon	Crème fraîche	Kartoffelstärke
Selleriesalz	Sonnenblumenöl	Knoblauch	Holländische	Maisstärke
Silberzwiebeln	Traubenkernöl	Lorbeer	Sauce	Mehlschwitze
Sojasoße	Walnussöl	Petersilie	Mayonnaise	Palmöl
Tapenade		Schalotten	Sauce béarnaise	Paraffinöl
Vinaigrette, selbst gemacht	Zitrone	Schnittlauch		Tomatenketchup
	Parmesan	Thymian		Zucker
	Greyerzer	Zimt		
		Zwiebeln		

Mittagessen: **Nachtisch** Phase I

empfehlenswert	annehmbar	verboten
Joghurt		Fruchtjoghurt, gezuckert
Quark		Joghurt, gezuckert
Frischkäse		Quark, gezuckert
körniger Frischkäse		Brot
gereifter Käse		Kräcker
		Toast
Eiermilchcreme (ohne Zucker)	Mousse au Chocolat *, aus mind. 70%iger Schokolade, ohne Zuckerzusatz	Eiermilchcreme, gezuckert
Montignac-Kuchen *, ohne Zucker/ohne Mehl	Schokoladenfondant, aus 70%iger Schokolade, ohne Zucker, ohne Mehl	Milchreis
		Gebäck
		Pudding
		Obstauflauf mit Teig
		usw.
gekochtes Obst, alle Sorten außer Banane, insbesondere Äpfel	rohes Obst, alle Sorten außer Banane, wenn man es gut verträgt	reife Banane
Birne in Wein, ungezuckert		
Himbeeren		
Erdbeeren		

*siehe Kapitel 11, Rezepte für Montignac-Desserts

Zusätzliche Informationen zu bestimmten Produkten

Schokolade

Schwarze Schokolade mit einem Mindestkakaoanteil von 70 % hat einen niedrigen glykämischen Index (22). In Phase I kann sie deshalb in geringen Mengen ab und zu verzehrt werden. Man mag sich darüber wundern, dass sie trotz ihres Zuckergehalts erlaubt ist. Schokolade mit 70 % Kakao enthält tatsächlich 25 bis 29 % Zucker. Kakao enthält jedoch auch viele lösliche Ballaststoffe, die die blutzuckersteigernde Wirkung des Zuckers neutralisieren. Somit ist das blutzuckersteigernde Gesamtausmaß der Mischung (Ballaststoffe des Kakaos plus Zucker) sehr niedrig. Ein oder zwei Stückchen schwarze Schokolade mit 70 % Kakaoanteil können demnach ab und zu **am Ende einer Mahlzeit** als Nachspeise verzehrt werden.

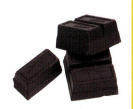

Manche Leser überrascht sicherlich, dass die Montignac-Methode Schokolade trotz ihres relativ hohen Gehalts an gesättigten Fetten befürwortet.

Professor Ancel Keys fand jedoch heraus, dass beim Verdauungsprozess die *Stearinsäure*, aus der sich die gesättigten Fette der Schokolade zusammensetzen, in *Oleinsäure* umgewandelt wird, die man in dieser Form auch in Olivenöl nachweisen kann. 70 % der Fettsäuren, die nach dem Verzehr von Schokolade ins Blut übergehen, *sind einfach ungesättigte Fettsäuren*. Demnach kann schwarze Schokolade mit 70 % Kakao dazu beitragen, das Cholesterin und den Blutzuckerspiegel zu senken.

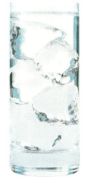

Getränke

Bei der Anwendung der Montignac-Methode empfiehlt es sich, **Wasser** mit oder ohne Kohlensäure zu trinken. Bei manchen Menschen führt das Trinken von kohlensäurehaltigem Mineralwasser zu Blähungen. In diesem Fall sollten Sie darauf verzichten. Andere hingegen sind davon überzeugt, kohlensäurehaltiges Mineralwasser fördere die Verdauung. Das ist durchaus möglich.

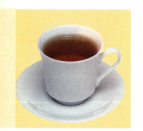

Schwarztee und alle Kräutertees können als Alternative in Betracht gezogen werden, aber selbstverständlich nur ungezuckert. Alle gezuckerten Erfrischungsgetränke wie Colagetränke, Limonaden, Eistee und industriell hergestellte Fruchtsäfte sind zu meiden.

Wenn man Magermilch verträgt, kann man sie in Maßen trinken. Milchzucker (Laktose) hat zwar einen niedrigen GI, übermäßiger Konsum könnte jedoch den Blutzuckerspiegel erhöhen.

Wie sieht es mit alkoholischen Getränken aus? Man darf durchaus **am Ende der Mahlzeit** ein kleines Glas (0,1 l) **Wein** trinken. Mehr sollte es allerdings nicht sein. In Phase I mehr zu trinken, würde den Gewichtsverlust behindern. Wein sollte eher gegen Ende der Mahlzeit getrunken werden. Es ist davon abzuraten, Wein auf nüchternen Magen zu trinken, da der Alkohol dann schneller ins Blut übergeht. Aus diesem Grund sollte man immer etwas essen bevor man ein Glas Wein oder Champagner als Aperitif trinkt (einzige erlaubte Aperitife), damit sich der Ringmuskel des Magens, der so genannte Pylorus schließt. **Bier** enthält *Maltose* (GI 110). Daher sollte man in Phase I während einer Mahlzeit

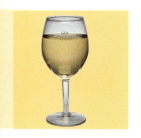

und vor allem zwischen den Mahlzeiten grundsätzlich darauf verzichten.

Brot

Brot, selbst Vollkornbrot, hat immer einen glykämischen Index über 35. Deshalb sollte man es in Phase I vom Speisezettel verbannen, wenn die Mahlzeit andere Fette als Omega-3-Fettsäuren enthält. Man muss also ohne Brot auskommen. Wenn Sie zum Beispiel gern Käse oder Gänseleber essen, können Sie statt Brot einen Salat dazu nehmen. Manchmal möchte man jedoch auch Käse, Grieben, Gänseleber, Tapenade (Oliven-Dip) oder Guacamole (Avocado-Dip) auf einer Unterlage essen. Nehmen Sie dann eine Scheibe ballaststoffreiches Vollkornknäckebrot mit mindestens 20 % Ballaststoffanteil. Beschränken Sie sich dabei jedoch auf höchstens zwei Scheiben.

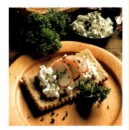

Gebäck/Dessert

Vielleicht befürchten Sie, dass Sie bei Einhaltung der Montignac-Methode nie mehr in den Genuss von Gebäck und anderen Leckereien kommen werden. Sie können beruhigt sein, dem ist nicht so.

Was wir am traditionellen Gebäck bemängeln, sind die schlechten Kohlenhydrate in Form von Mehl und Zucker und die schlechten Fette wie Butter und Margarine. Beim Montignac-Gebäck wird der Zucker durch Fruktose ersetzt, die einen niedrigen GI (20) hat. Das Mehl wird entweder durch gemahlene Mandeln ersetzt oder ganz weggelassen. Auf Butter kann man in den meisten Fällen verzichten. Gegebenenfalls kann sie durch Olivenöl ersetzt werden.

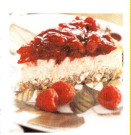

Desserts nach unserer Methode werden aus folgenden Zutaten hergestellt:
- Früchten oder Fruchtkompott
- Eiern
- Quark oder Joghurt
- gemahlenen Mandeln
- Fruktose
- Milch
- schwarzer Schokolade mit mindestens 70 % Kakaogehalt.

Im Kapitel 10 dieses Buches finden Sie einige Rezepte, anhand derer Sie diese neue Art von Nachspeisen mit niedrigem glykämischem Index entdecken können.

Wie bereits im vorigen Abschnitt erwähnt, nimmt schwarze Schokolade einen hohen Stellenwert in der Montignac-Methode ein. Sie kann für die Zubereitung von Desserts verwendet, aber auch pur als Nachtisch gegessen werden. Am Ende einer Mahlzeit der Phase I sind ein oder zwei Stückchen Schokolade mit mindestens 70% Kakaoanteil durchaus vertretbar.

Abendessen Phase I

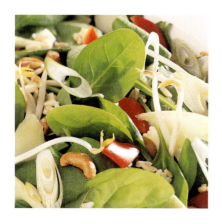

Das Abendessen unterscheidet sich vom Mittagessen in zweierlei Hinsicht. Zum einen wird es in den meisten Fällen zu Hause eingenommen. Zum anderen ist es manchmal die einzige richtige Mahlzeit des Tages, da das Mittagessen aus beruflichen Gründen meist eher kurz ausfällt oder sogar ausgelassen wird.
Das Abendessen ist oft auch die einzige Mahlzeit, die man zusammen mit der Familie einnimmt. Die Versuchung ist daher groß, zu viel zu essen. Dabei sollte diese Mahlzeit eigentlich leicht ausfallen.
Manchmal nimmt man das Abendessen aber auch außer Haus ein, z.B. im Restaurant oder bei einer Einladung. Dies erfordert eine gewisse Disziplin, damit man nicht den Prinzipien der Montignac-Methode untreu wird.

Je nachdem sieht das Abendessen folgendermaßen aus:
- Entweder hat es die gleiche Struktur wie das Mittagessen, nur in leichterer Ausführung, also nur Kohlenhydreate mit einem sehr niedrigen GI (bis 35). Es muss insbesondere **weniger Fett und mehr frisches Gemüse** enthalten.
- Oder es lehnt sich an das Eiweiß-Kohlenhydrat-Mittagessen an und besteht aus »guten« Kohlenhydraten (GI bis 50) ohne gesättigte Fette, die z.B. in Fleisch, Wurst, Butter, Vollmilchprodukten ... enthalten sind. Denn die Fette, die beim Abendessen verzehrt werden, werden am leichtesten gespeichert, vor allem wenn es sich um gesättigte Fettsäuren und Trans-Fettsäuren handelt.

Die Nachtruhe und die nächtliche Hormonaktivität fördern den Aufbau von Fettreserven. **Die Wahrscheinlichkeit, dass am Abend verzehrte Fette gespeichert werden, ist sehr viel höher als beim Verzehr der gleichen Fette in der ersten Tageshälfte.**

Beispiel:

Abendessen mit mehreren Gängen

Vorspeise
- Rohkostsalat oder
- Suppe, die nur Kohlenhydrate mit sehr niedrigem GI (bis 35) enthält.

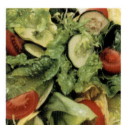

Eiweißhaltiges Hauptgericht
- mageres Fleisch wie z. B. Huhn, Pute …
- roher, pochierter oder gedämpfter Fisch
- gelegentlich Eier
- als Beilage frisches Gemüse: wie Lauch, Kohl, Brokkoli, Blumenkohl … gedämpft.

Frittierte oder in der Pfanne zubereitete Gerichte mit zusätzlichem Fett sind zu meiden.

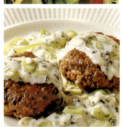

Fette Wurst sollte ebenfalls gemieden werden, mit Ausnahme von Produkten, von denen man das Fett gut entfernen kann, wie zum Beispiel manche Sorten gekochter Schinken.

Dessert
Zum Abschluss der Mahlzeit sollte man auf herkömmlichen Käse lieber verzichten, da er zu fett ist, und stattdessen **Magermilchprodukte** bevorzugen:
- Joghurt
- Quark
- körniger Frischkäse
- Frischkäse

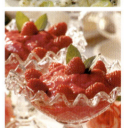

Weitere empfehlenswerte Alternativen:
- Apfelmus ohne Zuckerzusatz
- gekochtes Obst außer Banane
- Auch rohes Obst kann verzehrt werden, wenn es keine Verdauungsstörungen bewirkt. Bevorzugen Sie Beerenobst wie Erdbeeren, Himbeeren, Brombeeren, Heidelbeeren.

Kohlenhydrat-Abendessen

Wie das Frühstück setzt es sich folgendermaßen zusammen:

aus Kohlenhydraten mit sehr niedrigem bis niedrigem glykämischem Index (GI bis 50)

aus Eiweiß (sehr mageres Fleisch, Fisch und Magermilchprodukte)
Es enthält keine gesättigten Fette und nur sehr wenig einfach ungesättigte Fette wie Olivenöl.

Folgende Gerichte stehen für diese Mahlzeit zur Auswahl:

- **Gemüsesuppe:** bestehend aus Gemüse mit sehr niedrigem GI (bis 35) wie Lauch, Kohl, Blumenkohl, Brokkoli, Bohnen, Linsen, Erbsen …
- **Vollkornreis oder Basmatireis** mit Tomatensoße ohne Fett
- **Linsen,** eventuell mit Zwiebeln gekocht
- **weiße oder rote Bohnen,** die in einer entfetteten Fleisch- oder Hühnerbrühe gekocht werden können (auch Instantbrühe)
- **Vollkorngrieß oder Bulgur** mit Gemüse, in entfetteter Instantbrühe gekocht
- **Artischocken** mit einer normalen Olivenöl-Vinaigrette oder besser noch mit einer fettarmen Soße aus Zitronensaft, Dijonsenf und Magermilchjoghurt
- **Spaghetti al dente;** entweder Vollkorn- oder weiße Spaghetti. Selbst weiße Spaghetti aus Hartweizen behalten ihren niedrigen glykämischen Index (45), wenn sie nur 5 Minuten gekocht werden. Die Spaghetti dürfen mit einer Gemüse- oder Tomatensoße (Rezept siehe Kapitel 11) gereicht werden. Um den Geschmack zu verfeinern, können ein paar frische Basilikumblätter und ausnahmsweise ein kleiner Schuss Olivenöl untergemischt werden.

Wie das vorhergehende Beispiel kann dieses Kohlenhydrat-Abendessen abgeschlossen werden mit:

- Magermilchjoghurt
- Magerquark
- körnigem Frischkäse, max. 0,3 % Fett
- Frischkäse, max. 0,3 % Fett
- Apfelmus
- gekochtem Obst; es kann auch unter einen Magermilchjoghurt gemischt werden
- frischem Obst, wenn man es verträgt; außer reifen Bananen

Nehmen Sie eine solche Kohlenhydrat-Mahlzeit drei- bis viermal pro Woche zu sich.

Achten Sie auf die Ausgewogenheit Ihrer Ernährung. Entsprechend des bereits beschriebenen Ernährungsgleichgewichts sollte sie zu 30 % aus Eiweiß, zu 30 % aus Fett und zu 40 % aus Kohlenhydraten bestehen.

Wenn Ihr Frühstück und Abendessen also hauptsächlich aus Kohlenhydraten und nur wenig Eiweiß (Milchprodukte, Schinken, Hähnchen-, Putenbrust) besteht, sollte der Schwerpunkt beim Mittagessen auf Eiweiß (mageres Fleisch, Geflügel, Fisch) und guten Fetten liegen. Wenn Ihr Mittagessen dagegen aus einem großen, vor allem kohlenhydrathaltigen Snack (Sandwich) besteht, so sollten Sie beim Abendessen das Gleichgewicht wieder herstellen, indem Sie mehr Eiweiß (insbesondere Fisch) und ein wenig Olivenöl verzehren.

> Die besten Ergebnisse bei der Gewichtsabnahme erzielt man mit einer Mahlzeit aus Kohlenhydraten mit einem glykämischen Index unter 35 und hohem Ballaststoffanteil, tierischem oder pflanzlichem Eiweiß ohne gesättigte Fette und sehr wenig einfach ungesättigten Fetten wie Olivenöl.

Tipp
Führen Sie zumindest in den ersten Wochen täglich Buch über Ihre Mahlzeiten. So können Sie jederzeit die Ausgewogenheit Ihrer Ernährung prüfen und eventuelle Schwächen feststellen.

Dauer von Phase I (Abnahmephase)

Wenn Sie sich an die oben erläuterten Prinzipien (Seite 44) halten, dürfte es Ihnen gelingen, im ersten Monat 3 bis 5 kg abzunehmen.

Falls Sie bereits nach einem Monat Ihr angestrebtes Gewicht erreicht haben, sollte Phase I dennoch mindestens drei Monate lang durchgeführt werden, damit der Körper Zeit hat, sich auf die neuen Ernährungsregeln einzustellen.

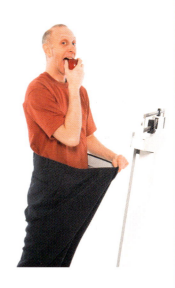

Haben Sie nach drei Monaten Ihr Ziel erreicht, können Sie zu Phase II (Gewichtsstabilisierung) übergehen.

Sofern Sie auch nach drei Monaten Ihr Wunschgewicht noch nicht erreicht haben, sollten Sie Phase I gewissenhaft fortsetzen.
Vor allem ist es wichtig, an dieser Stelle nicht zu den alten, schlechten Essgewohnheiten zurückzukehren, so wie man oft kalorienarme Diäten wegen ihrer unerträglichen Einschränkungen beendet. Da die gleichen Ursachen immer die gleichen Wirkungen haben, ist die Wahrscheinlichkeit sehr groß, dass Sie die abgenommenen Pfunde schnell wieder ansetzen.
Der Gewichtsverlust sollte nicht zu schnell erfolgen; er kann auch individuell unterschiedlich sein.
Manche Menschen nehmen sehr viel schneller ab als andere. Die Erfahrung zeigt, dass Männer oft leichter abnehmen als Frauen, außer vielleicht, wenn sie bestimmte Medikamente wie Betablocker, Psychopharmaka, Cortison, Hormone … einnehmen, die die Gewichtszunahme fördern. Bei Frauen können andere Faktoren die Gewichtsabnahme verzögern. Das bedeutet aber nicht, dass nicht die gleichen Ergebnisse erzielt werden können. Der weibliche Körper, der oft mit einer Serie von kalorienarmen Diäten traktiert wurde, braucht manchmal nur etwas mehr Zeit, um sich auf die neue Ernährungsweise einzustellen.

Jeder, der mit Phase I beginnt, stellt sich natürlich die Frage, wie lange diese Phase dauern wird. Es gibt keine Standardantwort darauf, da die Dauer von der individuellen Sensibilität des Organismus abhängt. Der Rhythmus der Gewichtsabnahme kann von einer Person zur anderen sehr stark schwanken. Es ist möglich, dass der Gewichtsverlust am Anfang sehr schnell vonstatten geht und dann etwas nachlässt. Man muss Geduld haben und seinen eigenen Rhythmus akzeptieren.

▶ Unabhängig davon, ob man sein Wunschgewicht erreicht hat, sollte Phase I **mindestens drei Monate lang** durchgeführt werden, damit der Körper Zeit hat, sich auf die neuen Ernährungsgewohnheiten einzustellen.

Zusammenfassung der Regeln für Phase I

1. Nehmen Sie zu festen Zeiten mindestens drei Hauptmahlzeiten pro Tag ein:
   - ein ausgewogenes Frühstück
   - ein reichhaltiges Mittagessen
   - ein leichtes Abendessen

   Ein Imbiss zwischen den Hauptmahlzeiten ist unter der Bedingung möglich, dass er sorgfältig ausgesucht wird. Unkontrolliertes Knabbern muss vermieden werden.

2. Lassen Sie nie eine Mahlzeit aus, vor allem nicht das Mittagessen. Sonst besteht das Risiko, bei der nächsten Mahlzeit zuzunehmen.

3. Halten Sie das Ernährungsgleichgewicht ein (bezogen auf den ganzen Tag). Die Gesamtenergiezufuhr sollte sich folgendermaßen zusammensetzen:
   30 % Eiweiß
   30 % Fett
   40 % Kohlenhydrate

4. Essen Sie sich satt, ohne Mengenbeschränkungen und ohne Kalorienzählen.

5. Das Frühstück soll ausschließlich aus »guten« Kohlenhydraten ohne Fett oder mit sehr wenig gutem Fett (Fisch oder Olivenöl) bestehen.

6. Das Mittagessen enthält Eiweiß, Fett und Kohlenhydrate. Bei den Fetten handelt es sich hauptsächlich um einfach (Olivenöl) oder mehrfach ungesättigte Fettsäuren, insbesondere Omega-3-Fettsäuren (in Fisch). Die Kohlenhydrate müssen einen sehr niedrigen glykämischen Index haben (bis 35).

7. Das Abendessen gleicht dem Mittagessen, jedoch in leichterer Ausführung. Es enthält wenig Fett und besteht daher vor allem aus Kohlenhydraten:

> - Ist der GI der Kohlenhydrate kleiner oder gleich 35, kann jede Art von Fett dazu verzehrt werden.
> - Liegt der GI der Kohlenhydrate zwischen 35 und 50, so dürfen keine gesättigten Fette (Wurst, Fleisch) oder mehrfach ungesättigten Trans-Fettsäuren (Margarine) verzehrt werden.

Die einzigen erlaubten Fette sind Omega-3-Fettsäuren (Fischfett) oder einfach ungesättigte Fette (Olivenöl) in sehr geringen Mengen. Idealerweise wird auf Fett verzichtet (100% Kohlenhydrat-Mahlzeit).

8. Schränken Sie den Verzehr gesättigter Fette (fettes Fleisch, fette Wurst, Butter, Vollmilchprodukte ...) so weit wie möglich ein und bevorzugen Sie Fischfette und Olivenöl.

9. Trinken Sie nicht mehr als ein Glas Wein à 0,1 l zu einer Mahlzeit. Verzichten Sie auf alle hochprozentigen alkoholischen Getränke (Aperitif, Digestif) und nehmen Sie Bier (max. 0,2 l) allenfalls gelegentlich zu sich.

10. Meiden Sie starken Kaffee oder, besser noch, gewöhnen Sie sich an entkoffeinierten Kaffee.

11. Nehmen Sie sich Zeit zum Essen. Achten Sie darauf, gut zu kauen, und versuchen Sie Spannungen während der Mahlzeiten zu vermeiden.

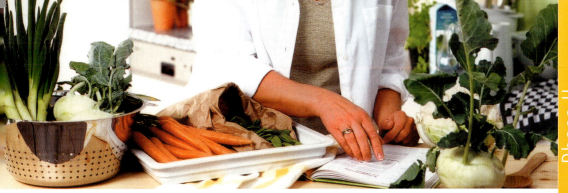

Kapitel 6
PHASE II

In einer Radiosendung, an der ich einmal teilnahm, stellte mir eine Hörerin folgende Frage:
»Herr Montignac, dank Ihres Buches habe ich 12 kg abgenommen. Das ist für mich ein enormer Erfolg und ich danke Ihnen dafür. Kann ich jetzt, nachdem ich abgenommen habe, wieder normal essen?«
Daraufhin antwortete ich: »Sie essen normal, wenn sie meine Methode anwenden. Deshalb haben Sie auch Ihr Normalgewicht wiedererlangt!«.
Vollkorngetreide, mehr Hülsenfrüchte, mehr frisches Gemüse und Obst essen, mehr Fisch und weniger fettes Fleisch verzehren, weniger Bier trinken, weniger Zucker und Weißmehlprodukte verwenden, so wie unsere Großeltern es gewohnt waren, bedeutet das denn nicht, normal zu essen?

Entspricht normales Essen in der Vorstellung unserer Mitmenschen den Gewohnheiten, die in den vorhergehenden Kapiteln angeprangert wurden? Besteht eine normale Mahlzeit für sie aus einem Hamburger mit weichem Brot, fettem Fleisch und Soße, fettiger oder zuckerhaltiger Mayonnaise, aus in Glukoscsirup getränkten Krapfen, zu alledem das berühmte Colagetränk, das 80 g Zucker pro Liter (20 Stück Würfelzucker) enthält? Entspricht das heute schon der Norm?
Dann ist es kein Wunder, dass auch schon unsere Kinder heute von Fettleibigkeit und Diabetes Typ II bedroht sind.
Gleiche Ursache – gleiche Wirkung. Deshalb ist es verständlich, dass mit der Rückkehr zu den alten Essgewohnheiten auch das Übergewicht zurückkehrt.
Diäten, die nicht als langfristige Umstellung der Ernährungsgewohnheiten verstanden werden, bringen nichts. Sie wirken sich sogar nachteilig auf den Körper aus, da er nach jeder Diät versucht, einige Kilo mehr zu erobern, als er ursprünglich verloren hat.

Phase II ist die Phase der endgültigen Gewichtsstabilisierung.

Bei der Erläuterung dieser Phase wird noch einmal an die Grundprinzipien der Methode (Seite 44) erinnert. Diese werden weiterhin angewendet, allerdings mit einem größeren Spielraum. Die Zielsetzung ist nun eine andere: Das Gewicht soll nicht reduziert, sondern eine erneute Gewichtszunahme vermieden werden. In dieser Phase geht es also um Vorbeugung!

Wir wir bereits erfahren haben, wird die Gewichtsabnahme nicht durch eine Verringerung der verzehrten Nahrungsmenge erreicht, sondern durch eine andere Ernährungsweise. Daher wird der gefürchtete Jo-Jo-Effekt, den man nach kalorienreduzierten Diäten beobachten kann, hier nicht eintreten. Sie werden die neuen Prinzipien also weiterhin beherzigen, denn gute Gewohnheiten sollte man nicht ändern.

Das blutzuckersteigernde Ergebnis

Die Erklärungen der vorangegangenen Kapitel haben erläutert, dass das blutzuckersteigernde Resultat einer Mahlzeit eine Kette von Stoffwechselreaktionen im Körper auslöst. Diese können zu einer Gewichtszunahme führen, wenn die Insulinausschüttung übermäßig hoch ist. Das blutzuckersteigernde Gesamtergebnis ist demnach der durchschnittliche Anstieg des Blutzuckerspiegels nach einer Mahlzeit. Es wird durch die gegenseitige Beeinflussung der verschiedenen Nahrungsmittel hervorgerufen, aus denen sich die Mahlzeit zusammensetzt.

Süßigkeiten zum Beispiel würden den Blutzuckerspiegel stark erhöhen, während der gleichzeitige Verzehr eines stark ballaststoffhaltigen Nahrungsmittels ihn begrenzen könnte. Der Blutzuckeranstieg würde also geringer ausfallen und läge dann noch »im Durchschnitt«.

Amplitude des Risikos einer möglichen Gewichtszunahme bzw. -abnahme entsprechend des glykämischen Resultats der Mahlzeit

Zone **A**: GI von 0 bis 35 → Gewichtsabnahme
Zone **B**: GI von 35 bis 50 → Prävention einer Gewichtszunahme
Zone **C**: GI von 50 bis 65 → Risiko einer Gewichtszunahme
Zone **D**: GI von 65 bis 100 → Risiko starker Gewichtszunahme (Fettleibigkeit)

In Phase I werden Kohlenhydrate mit niedrigem (bis 50) oder sehr niedrigem (bis 35) glykämischem Index ausgewählt, da das blutzuckersteigernde Ergebnis kleiner oder gleich 35 sein muss, um abzunehmen.
Nur unter diesen Bedingungen ist die Insulinausschüttung so gering, dass die Fette, die sich zur gleichen Zeit im Blut befinden nicht gespeichert werden. Im Gegenteil – es können sogar Fettreserven abgebaut werden.

Phase II hat eine andere Zielsetzung als Phase I. Es geht nicht mehr darum, Stoffwechselprozesse einzuleiten, die zur Gewichtsabnahme führen, sondern um Vorbeugung. Das neue Ziel besteht darin, das erreichte Gewicht zu halten. Dazu genügt es, dass das blutzuckersteigernde Gesamtergebnis einer Mahlzeit unter 50 liegt.

Es gibt Personen, die sich in Phase I so wohl gefühlt haben, dass sie gar nicht mehr damit aufhören wollten. Sie könnten dies tatsächlich ohne weiteres Ihr Leben lang tun, da die Ratschläge in diesem Buch zu einer bestens ausgewogenen und nährstoffreichen Ernährung führen.

Selbst wenn Phase I immer als Bezugspunkt bleiben wird, könnte man sich daran stören, dass einige Nahrungsmittel ausgeschlossen werden, die für gewöhnlich auf unserem Speisezettel stehen. Phase I führt sicherlich zu einem »Stoffwechsel-Ideal«, könnte aber aufgrund ihrer relativen Disziplin ein normales soziales Leben und vor allem ein Feinschmeckerleben geringfügig einschränken.
Wenn man kalorienreduzierte Diäten durchführt, entwickelt man leicht ein gestörtes Verhältnis zum Essen, das dann zunehmend als »feindlich« betrachtet wird, was im schlimmsten Fall zu Magersucht führt.

Im Gegensatz dazu versöhnt uns die Montignac-Methode mit dem Essen. Das ist aber noch nicht alles.
Essen sollte zu den höchsten Werten des Menschseins zählen. Daher ist Kochen eine wahre Kunst, genau wie Musik oder Malerei, eine Kunst, die allen Menschen zugänglich ist und die Lebensqualität symbolisiert. Diese Kunst zu pflegen, bedeutet nicht nur, sich des Nährwerts der Nahrung bewusst zu werden, sondern auch des kulinarischen Vergnügens beim Entdecken neuer Lebensmittel und unterschiedlicher Zubereitungsarten. Deswegen wäre es schade, für immer auf Nahrungsmittel verzichten zu müssen, die zwar kritische Auswirkungen auf den Stoffwechsel, dafür aber einen kulinarischen Stellenwert haben.

In den 50er Jahren aßen Kinder, zumindest in Europa, nur selten Eis am Stiel, höchstens fünf- bis zehnmal im Jahr, bei einem Zirkus- oder Kinobesuch. Heute verzehren Kinder dieses aus Zucker und gesättigten Fetten bestehende Nahrungsmittel fast täglich. In Nordamerika essen manche Kinder sogar mehrmals täglich Eis.

Vor einem halben Jahrhundert aß eine französische Familie vielleicht zweimal pro Woche Kartoffeln. Heute kommen sie fast jeden Tag auf den Teller. Und in Nordamerika essen viele Menschen sogar mehrmals täglich Kartoffeln in allen Variationen. In den Fastfood-Ketten und in vielen anderen Restaurants werden systematisch Pommes frites als Beilage gereicht, unabhängig davon, welches Gericht bestellt wurde.

Nun hat es noch niemandem geschadet, ab und zu Eis, einen Teller Pommes frites oder auch ein Stück Gebäck zu essen. Tut man das jedoch häufig, täglich oder sogar mehrmals am Tag, darf man sich über die schädlichen Nebenwirkungen nicht wundern. Wie schon Paracelsus sagte: »Die Menge (und die Häufigkeit) macht das Gift aus.«

Die Montignac-Methode hat das Ziel, die Ernährungsgewohnheiten wieder ins Gleichgewicht zu bringen und neu auszurichten.

Die Umsetzung von Phase II bedeutet keinesfalls, dass man in regelmäßigen Abständen in die alten »schlechten« Ernährungsgewohnheiten zurückfällt und dann, nachdem man ein paar Kilo zugelegt hat, erneut mit aller Härte Phase I durchführt, bis diese wieder verschwunden sind. Der Körper macht dieses Jo-Jo-Spiel vielleicht ein- bis zweimal mit, wird jedoch zunehmend unempfindlicher, so dass selbst Phase I nicht mehr so wirksam ist.

Genau das taten aber einige Menschen, die drei Viertel meines ersten Buchs nicht gelesen hatten. Sie wandten nur einige Prinzipien an, ohne sich zu bemühen, diese auch zu verstehen und in einem Gesamtzusammenhang zu sehen. Andere gingen sogar noch weiter und betrachteten Phase I nur als eine von vielen »Diäten«, die ihrer Meinung nach wirksamer und nicht so mühsam war. Nachdem sie abgenommen hatten, gaben sie die Prinzipien von einem Tag zum anderen auf und gingen wieder zu einer stark blutzuckersteigernden Ernährung über.

Um diese Fehler zu vermeiden, sollte man Phase II als wesentlichen Bestandteil der Methode verstehen. Phase II kann auf zweierlei Art und Weise durchgeführt werden: mit und ohne Ausnahmen. In beiden Fällen ist das Ziel dasselbe: eine Mahlzeit so zusammenzustellen, dass das blutzuckersteigernde Gesamtergebnis nicht über dem Durchschnitt von GI 50 liegt.

Phase II ohne Ausnahmen

Phase II ist die Erweiterung bzw. Verlängerung von Phase I.

In Phase I wurden zu den Eiweiß-Fett-Mahlzeiten (bestehend aus Fleisch, Eiern, Vollmilchprodukten und verschiedenen Fetten) Kohlenhydrate mit sehr niedrigem glykämischem Index bis zu 35 ausgewählt.

Phase II ohne Ausnahmen bietet Ihnen ein breit gefächertes Spektrum, da Sie nun Kohlenhydrate mit einem glykämischen Index bis zu 50 verzehren können.

- Sie können zum Beispiel von Zeit zu Zeit Basmatireis (GI 50), Spaghetti al dente (GI 45), rote Bohnen (GI 40) oder sogar Süßkartoffeln zu Fleisch essen, sowie frisch gepressten Orangensaft (GI 40) trinken.
- Zu den Mahlzeiten können Sie 2 bis 3 Gläser à 0,1 l Wein bzw. ein Bier à 0,33 l trinken und dabei Ihr neues Gewicht halten. Ihr durchschnittlicher Blutzuckerwert steigt zwar leicht an, ist aber noch niedrig genug, um eine zu starke Insulinausschüttung und damit eine erneute Gewichtszunahme zu vermeiden.
- Alle anderen Empfehlungen sollten weiterhin angewandt werden, vor allem die Wahl von guten Fetten wie Olivenöl und Fischfett anstatt gesättigten Fetten, die vorwiegend in Fleisch und Wurst enthalten sind.

Phase II mit Ausnahmen

Die Durchführung der Phase II mit Ausnahmen ist etwas differenzierter. Es besteht die Möglichkeit, »ausnahmsweise« Kohlenhydrate mit hohem glykämischem Index zu verzehren, aber nur wenn man dies wieder »ausgleicht«. Das bedeutet, dass im Rahmen einer Mahlzeit jedes Nahrungsmittel mit einem hohen glykämischen Index unbedingt durch ein Nahrungsmittel mit sehr niedrigem GI und vielen Ballaststoffen ausgeglichen werden muss. Mit anderen Worten: Wenn man ein blutzuckersteigerndes Nahrungsmittel wie z. B. Pellkartoffeln zu sich nimmt, muss man dazu einen Salat oder Gemüse essen, der die blutzuckersteigernde Wirkung der Kartoffel auf einen GI von 50 senkt. Aber Vorsicht! Das bedeutet nicht, dass man statt einer Portion jetzt zwei Portionen essen kann. Essen Sie eine »normale« Portion, die zum Beispiel zur Hälfte aus Kartoffeln (hoher GI) und zur Hälfte aus Salat sowie frischem Gemüse wie Brokkoli, Kohl, Lauch … (sehr niedriger GI) besteht.

Früher tat man dies übrigens, ohne es zu wissen.

In der zweiten Hälfte des neunzehnten Jahrhunderts war der Verzehr von Kartoffeln in der ärmeren Bevölkerungsschicht, vor allem bei den Bauern, stark verbreitet. Die meisten von ihnen aßen jeden Tag Kartoffeln und waren trotzdem nicht dick.

Dafür gibt es eine einfache Erklärung. Zum einen wurden die Kartoffeln damals fast immer mit der Schale in Wasser oder in Glut gegart (Pellkartoffeln GI 65), was im Vergleich zu Pommes frites oder Kartoffelgratin, dessen GI bei 95 liegt, den Blutzucker nur relativ schwach ansteigen lässt. Zum anderen aß man Kartoffeln damals gewöhnlich in einer Suppe, die zahlreiche Gemüse und somit viele Ballaststoffe enthielt.

In Frankreich bereitete man Kartoffeln vor allem mit Kohl, in Spanien eher mit Linsen zu. Wenn man damals also Kartoffeln aß, nahm man zur gleichen Zeit viele ballaststoffreiche Kohlenhydrate mit sehr niedrigem glykämischem Index auf. Das blutzuckersteigernde Gesamtergebnis war also mittelhoch.

Ähnlich verwunderlich ist es, dass Japaner nie fettleibig waren, obwohl der glykämische Index von Reis eher über dem Durchschnitt liegt. Je nach Sorte variiert er zwischen 50 und 70. Die Erklärung ist die gleiche wie im oben genannten Beispiel. Die Japaner essen Reis üblicherweise mit Gemüse, dessen glykämischer Index aufgrund der vielen Ballaststoffe sehr niedrig ist. Das blutzuckersteigernde Gesamtergebnis ihrer Mahlzeit liegt also unter einem GI von 50.

Genau das ist unser Anliegen in Phase II: **Unabhängig davon, was wir essen, versuchen wir, das blutzuckersteigernde Gesamtergebnis unserer Mahlzeit so niedrig wie möglich zu halten.** Diese Berechnung kann natürlich nie ganz genau sein. Wollten wir genaue Ergebnisse erhalten, müssten wir alle verzehrten Kohlenhydrate wiegen und in Bezug auf alle anderen Faktoren medizinisch auswerten lassen. Die Erfahrung hat jedoch gezeigt, dass dies nicht wirklich nötig ist, da man auch zum Ziel gelangt, wenn man nur einige Grundregeln anwendet. Um das Prinzip zu verstehen, werden im Folgenden nun einige wichtige Begriffe erklärt.

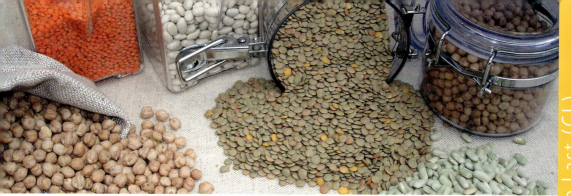

Kapitel 7

DER NEUE TREND: DIE GLYKÄMISCHE LAST (GL)

Anhand des glykämischen Indexes wird die blutzuckersteigernde Fähigkeit des Kohlenhydrats gemessen. Zwei Kohlenhydrate wie Zucker und Weißbrot, mit identischem glykämischem Index (70), bewirken den gleichen Blutzuckeranstieg, sofern jede Portion die **gleiche Menge reiner Kohlenhydrate** enthält. Kohlenhydrathaltige Lebensmittel weisen jedoch nicht alle die gleiche Kohlenhydratkonzentration auf, wie die nachfolgende Tabelle zeigt.

Durchschnittliche reine Kohlenhydratkonzentration in 100 g kohlenhydrathaltigem Lebensmittel

Bei zwei Kohlenhydraten mit gleichem glykämischem Index wie weiße Rüben und Baguette aus Weißmehl bräuchte man, um den gleichen Blutzuckerspiegel zu erzielen, 100 g Baguette und 1,8 kg weiße Rüben.

Bisher haben wir gelernt, wie man Kohlenhydrate nach dem Kriterium des GI auswählt. Um aber eine differenziertere Auswahl treffen zu können, müssen wir ein weiteres Kriterium berücksichtigen, nämlich die **reine Kohlenhydratkonzentration**.

Produkt	reine Kohlenhydratkonzentration
Kartoffelgratin, Bratkartoffeln	25 g
Pommes frites	33 g
Kartoffelpüree	14 g
Pellkartoffeln	14 g
gekochte Karotten	6 g
Popcorn	63 g
Kürbis	7 g
Baguette (Weißmehl)	55 g
Zucker (Saccharose)	100 g
weiße Rüben	3 g
Orangen	9 g
Äpfel	12 g
Linsen	17 g

Zur besseren Veranschaulichung dieses neuen Ansatzes haben wir eine Tabelle entwickelt, die den Index der **glykämischen Last** (GL) angibt.

> Der Index der glykämischen Last ergibt sich
> aus zwei Werten:
> dem glykämischen Index
> und der reinen Kohlenhydratkonzentration.

Beispiel:

100 g Pellkartoffeln haben eine reine Kohlenhydratkonzentration von 14 g und einen glykämischen Index von 65.

Die glykämische Last wird nun folgendermaßen berechnet:

$$\frac{\text{reine Kohlenhydratkonzentration pro 100 g} \times \text{glykämischer Index}}{100}$$

Ergibt: $\dfrac{14 \times 65}{100} =$ **9,1**

Insgesamt ist dieser Wert eher **niedrig**.

Auf gleiche Weise lässt sich der Index der glykämischen Last (GL) von 100 g Vollkornbrot berechnen, dessen reine Kohlenhydratkonzentration bei 47 g und dessen glykämischer Index bei 50 liegt.

Ergibt: $\dfrac{47 \times 50}{100} =$ **23,50**

Dieser Wert ist eher **hoch**.

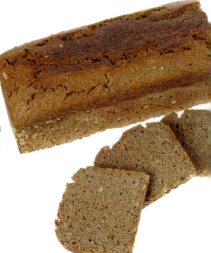

Glykämische Last (GL) je 100 g kohlenhydrathaltiges Nahrungsmittel

Nahrungsmittel	reine Kohlenhydratkonzentration je 100 g kohlenhydrathaltiges Nahrungsmittel	glykämischer Index	glykämische Last
Glukose (Traubenzucker)	100	100	100
Maisstärke	88	95	84
Kartoffelstärke	83	95	79
Tapioka	94	80	75
Reismehl	79	95	75
Puffreis (z. B. Cerealien), gezuckert	85	85	72
Cornflakes	85	85	72
Datteln, getrocknet, mit Glukose/Zucker überzogen	68	105	71
Zucker (Saccharose)	100	70	70
Ahornsirup	87	80	70
Puffmais (gezuck. Cerealien)	86	80	69

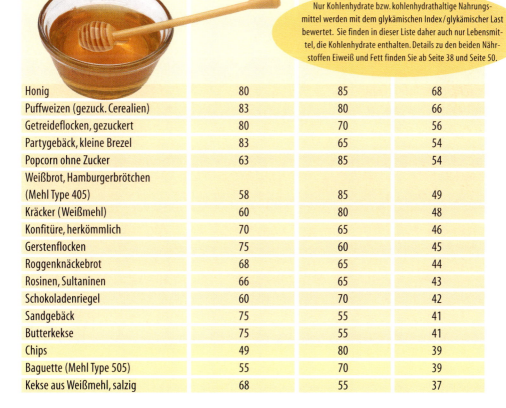

Nur Kohlenhydrate bzw. kohlenhydrathaltige Nahrungsmittel werden mit dem glykämischen Index / glykämischer Last bewertet. Sie finden in dieser Liste daher auch nur Lebensmittel, die Kohlenhydrate enthalten. Details zu den beiden Nährstoffen Eiweiß und Fett finden Sie ab Seite 38 und Seite 50.

Nahrungsmittel	reine Kohlenhydratkonzentration	glykämischer Index	glykämische Last
Honig	80	85	68
Puffweizen (gezuck. Cerealien)	83	80	66
Getreideflocken, gezuckert	80	70	56
Partygebäck, kleine Brezel	83	65	54
Popcorn ohne Zucker	63	85	54
Weißbrot, Hamburgerbrötchen (Mehl Type 405)	58	85	49
Kräcker (Weißmehl)	60	80	48
Konfitüre, herkömmlich	70	65	46
Gerstenflocken	75	60	45
Roggenknäckebrot	68	65	44
Rosinen, Sultaninen	66	65	43
Schokoladenriegel	60	70	42
Sandgebäck	75	55	41
Butterkekse	75	55	41
Chips	49	80	39
Baguette (Mehl Type 505)	55	70	39
Kekse aus Weißmehl, salzig	68	55	37

Glykämische Last (GL) je 100 g kohlenhydrathaltiges Nahrungsmittel

Nahrungsmittel	reine Kohlenhydrat-konzentration je 100 g kohlenhydrathaltiges Nahrungsmittel	glykämischer Index	glykämische Last
Mischbrot (Mehl Type 605)	53	70	37
Hartweizen, trocken, industriell vorgekocht, 10 Minuten Kochzeit	68	50	34
Graubrot (Mehl Type 805)	50	65	33
Buchweizenmehl	65	50	33
Gerste, ganze Körner, trocken	71	45	32
Haferflocken, ungekocht	63	50	32
Pommes frites	33	95	31
Croissant	44	70	31
Weizen, ganze Körner, trocken	68	40	27
Roggen, ganze Körner, trocken	76	35	27
Kartoffelgratin, Bratkartoffeln	25	95	24
Vollkornbrot (Type 1500)	47	50	24
Schnellkochreis, gekocht	27	85	23
Aprikosen, getrocknet	63	35	22
Reispudding/Milchreis	24	85	20
Gnocchi	27	75	20
Fruchtzucker (Fruktose)	100	20	20
Pflaumen, getrocknet	57	35	20
Roggenvollkornbrot	49	40	20
Kleiebrot	40	45	18
Schwarzbrot	45	40	18
Vollkornbrot (Type 2000), frisch	45	40	18
Äpfel, getrocknet	60	30	18
Gerstengraupen, trocken	71	25	18
Schnellkochreis, körnig, gekocht	24	70	17
Teigwaren, Ravioli, Nudeln, gekocht	23	70	16
Hirse, gekocht	23	70	16
Mais, gekocht	22	70	15

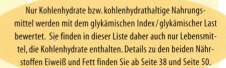

Nur Kohlenhydrate bzw. kohlenhydrathaltige Nahrungsmittel werden mit dem glykämischen Index/glykämischer Last bewertet. Sie finden in dieser Liste daher auch nur Lebensmittel, die Kohlenhydrate enthalten. Details zu den beiden Nährstoffen Eiweiß und Fett finden Sie ab Seite 38 und Seite 50.

Nahrungsmittel	reine Kohlenhydrat-konzentration je 100 g kohlenhydrathaltiges Nahrungsmittel	glykämischer Index	glykämische Last
Grieß, weiß, gekocht	25	60	15
Sorbet	30	50	15
Couscous, 5 Minuten gekocht	23	65	15
Salzkartoffeln, gekocht	20	70	14
Langkornreis, weiß, gekocht	23	60	14
All-Bran (Cerealien)	46	30	14
Lychee, Konserve	17	80	14
Spaghetti, weiß, normale Kochzeit	23	55	13
Kartoffelpüree	14	90	13
Buchweizencrêpe	25	50	13
Banane	20	60	12
Basmatireis, gekocht	23	50	11
Naturreis, gekocht	23	50	11
Vollkornbulgur, gekocht	25	45	11
Spaghetti al dente (max. 5 Min. gekocht)	25	45	11
Fruchtaufstrich ohne Zuckerzusatz	37	30	11
Zuckermais	19	55	11
Süßkartoffeln	20	50	10
Eiscreme mit Agar-Agar oder Karrageen	25	40	10
Aprikosen, Konserve	15	65	10
Vollkornteigwaren/Vollkornspaghetti (Vollkornweizen Type 1500), gekocht	19	50	9
Pellkartoffeln	14	65	9
Weintraube, rot	15	60	9
Papaya, frisch	14	60	8
Kartoffeln, neue Ernte	14	60	8
Agavendicksaft	80	10	8
Colagetränke, Limonade, Bitter Lemon	11	70	8
Fruchtcocktail, Konserve	14	55	8
Pfirsiche, Konserve	14	55	8
Mais, ursprünglicher indianischer, gekocht	21	35	7
Weintrauben, weiß	16	45	7
Mango, frisch	13	55	7

Glykämische Last (GL) je 100 g kohlenhydrathaltiges Nahrungsmittel

Nahrungsmittel	reine Kohlenhydratkonzentration je 100 g kohlenhydrathaltiges Nahrungsmittel	glykämischer Index	glykämische Last
Schokolade, schwarz (> 70 % Kakao)	32	22	7
Apfelsaft, naturbelassen	17	40	7
Vollkornteigwaren (al dente)/Vollkornspaghetti (Type 2000), gekocht	17	40	7
Pintobohnen, getrocknet, gekocht	17	40	7
Pintobohnen, in Salzwasser, Konserve	15	45	7
Orangensaft, industriell hergestellt	11	60	7
Kichererbsen, gekocht	22	30	7
Quinoa, gekocht	18	35	6
Erbsen, getrocknet, geschält, gekocht	18	35	6
Limabohnen, gekocht	21	30	6
Kiwi	12	50	6
Rote Bete	9	65	6
Bohnen, dicke, gekocht	7	80	6
Bier	5	110	6
Ananassaft, ungezuckert	11	50	6
Birnen, Konserve	10	55	6
Kidneybohnen, Konserve	11	50	6
Kürbis	7	75	5
Wassermelone	7	75	5
Karotten, gekocht	6	85	5
Bohnen, weiß, gekocht	17	30	5
Linsen, braun oder gelb, gekocht	17	30	5
Glasnudeln aus Mungobohnen oder Soja, gekocht	15	30	5
Bohnen, rot, gekocht	11	40	5
Feige	12	35	4
Knoblauch	28	15	4
Ananas, frisch	7	60	4

Nahrungsmittel	reine Kohlenhydratkonzentration je 100 g kohlenhydrathaltiges Nahrungsmittel	glykämischer Index	glykämische Last
Kohlrübe	6	70	4
Erbsen, frisch	10	40	4
Orangensaft, frisch gepresst	10	40	4
Melone (Cantaloupe)	6	65	4
Linsen, rot, getrocknet, gekocht	13	30	4
Linsen, grün, gekocht	17	22	4
Bohnen, klein, hellgrün, gekocht (Flageolet)	17	22	4
Kirschen	17	22	4
Birne	12	30	4
Apfel	12	30	4
Erbsen, halb, gelb, 20 Min. gekocht	12	30	4
Linsen, grün, in Salzwasser, Konserve	8	45	4
Grapefruitsaft, ungezuckert	7	50	4
Mungobohnen, eingeweicht, 20 Min. gekocht	11	30	3
Grapefruit	10	30	3
Sojasprossen, gekocht	15	20	3
Aprikosen, frisch	10	30	3
Orange	9	30	3
Pfirsich	9	30	3
Mungobohnen, gekeimt	10	25	3
Karotten, roh	7	30	2
Trockenerbsen, ungeschält, gekocht	11	22	2
Erdbeeren, frisch	6	40	2
Karottensaft, frisch gepresst	5	45	2
Pflaumen	9	22	2
Rübe, weiß	3	70	2
Joghurt, mager	5,3	35	2
Joghurt, Vollmilch	4,5	35	2

Nur Kohlenhydrate bzw. kohlenhydrathaltige Nahrungsmittel werden mit dem glykämischen Index / glykämischer Last bewertet. Sie finden in dieser Liste daher auch nur Lebensmittel, die Kohlenhydrate enthalten. Details zu den beiden Nährstoffen Eiweiß und Fett finden Sie ab Seite 38 und Seite 50.

Glykämische Last (GL) je 100 g kohlenhydrathaltiges Nahrungsmittel

Nahrungsmittel	reine Kohlenhydratkonzentration je 100 g kohlenhydrathaltiges Nahrungsmittel	glykämischer Index	glykämische Last
Milch, fettarm	5	30	2
Mandeln, Walnüsse, Haselnüsse	10	15	2
Erdnüsse	9	15	1
Tomatensaft, ungezuckert	3	40	1
Buschbohnen, grün, gekocht	3	30	1
Sojabohnen, gekocht	5	15	1
Zwiebeln	5	15	1
Gemüse, grün: Salat, Kohl, Brokkoli … sowie Champignons, Tomaten, Auberginen, Paprikaschoten usw.	3 – 5	< 15	< 1

Nur Kohlenhydrate bzw. kohlenhydrathaltige Nahrungsmittel werden mit dem glykämischen Index/glykämischer Last bewertet. Sie finden in dieser Liste daher auch nur Lebensmittel, die Kohlenhydrate enthalten. Details zu den beiden Nährstoffen Eiweiß und Fett finden Sie ab Seite 38 und Seite 50.

Glykämischer Index, Kohlenhydratanteil und somit die glykämische Last können je nach Sorte und Reifegrad variieren. Die glykämische Last bezieht sich in dieser Tabelle auf je 100 g verzehrbares Nahrungsmittel.
Aufgrund dieser einheitlichen Basis können die einzelnen Nahrungsmittel gut miteinander verglichen werden.

Man muss jedoch bedenken: Bei Getränken (z. B. Cola, GL 8/100 g) sieht die entsprechende Last auf den ersten Blick relativ niedrig aus, in der Regel enthält ein kleines Glas jedoch 200 ml Getränk. Die glykämische Last erhöht sich dementsprechend auf das 2-fache. Bei Teigwaren, Reis … erhöht sich die glykämische Last je nach verzehrter Menge z. B. bei 200 g ebenfalls auf das 2-fache.

Viele andere Nahrungsmittel werden in wesentlich kleineren Mengen aufgenommen als in unserer Liste, z. B. Knäckebrot, Nüsse, Fruchtaufstrich – dementsprechend fällt die glykämische Last niedriger aus als angegeben. Beispiel: Eine Scheibe Roggenknäckebrot wiegt etwa 10 g. Die glykämische Last beträgt damit nur ein Zehntel des in der Tabelle angegebenen Wertes; also GL 4,4.

Tabelle zum Index der glykämischen Last

Die Analyse der oben stehenden Tabelle liefert uns neue, interessante Erkenntnisse.

Zunächst kann die Einstellung gegenüber manchen Kohlenhydraten mit hohem glykämischem Index wie Wassermelone, Melone, Riesenkürbis, Gartenkürbis, gekochte Karotten und vor allem weiße Rüben relativiert werden. Ihr glykämischer Index ist zwar hoch, hat aber aufgrund ihrer sehr niedrigen reinen Kohlenhydratkonzentration nur geringe Auswirkungen auf den Blutzuckerspiegel, sofern man eine normale Portion verzehrt.

Ebenso beeinflussen manche Zubereitungsarten von Kartoffeln den Blutzucker nicht so gravierend, wie bisher angenommen wurde. Wenn man nun in Phase II eine Ausnahme bei Kartoffeln machen will, so sollte man sie vorzugsweise in Form von Pellkartoffeln verzehren.

Im Übrigen sind Spaghetti al dente, Natur- oder Basmatireis ebenso wie Vollkornbulgur Nahrungsmittel, die den Blutzuckerwert nur geringfügig verändern. In Phase II können sie deshalb mit guten Fetten, wie zum Beispiel Olivenöl, verzehrt werden.

Hülsenfrüchte wie Kichererbsen, Erbsen, Linsen, Soja und Bohnen sind die besten Kohlenhydrate. Dasselbe gilt für frisches Obst und frisches Gemüse. Ihr Vorteil besteht in einem niedrigen glykämischen Index und zugleich einer geringen reinen Kohlenhydratkonzentration.

Überraschend an dieser Tabelle ist das schlechte Abschneiden aller Getreidearten, insbesondere Weizen, bedingt durch einen hohen glykämischen Index sowie eine hohe reine Kohlenhydratkonzentration. Alle Produkte, die Mehl (Weizen-, Roggen-, Maismehl …) enthalten, gelten deshalb als bedenklich.

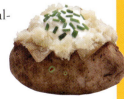

Selbst Vollkornbrot und Schwarzbrot, deren glykämischer Index unter 50 liegt, sind durch ihre sehr hohe reine Kohlenhydratkonzentration auf der negativen Seite der Tabelle aufgeführt.

Aus diesen Betrachtungen lassen sich folgende Schlüsse ziehen, die vielleicht ungewöhnlich erscheinen:

Brot und andere Produkte, die aus Mehl hergestellt werden, sind demnach Nahrungsmittel, die nicht zu einer zeitgemäßen Ernährung beitragen. Der Mensch verausgabt sich heutzutage körperlich weniger und braucht nur sehr wenig Glukose. Im 19. Jahrhundert verzehrte ein Schwerarbeiter täglich anderthalb Kilo Brot. Zur Deckung seines Energiebedarfs musste er mit der Nahrung große Mengen Glukose aufnehmen. Heutzutage braucht unser Körper fünf- bis zehnmal weniger Glukose. Aus diesem Grund müssen wir übermäßig blutzuckersteigernde Nahrungsmittel meiden, die uns, zumindest in großen Mengen, nicht bekommen.
Die Behauptung mancher Ernährungswissenschaftler, Fettleibigkeit sei einzig und allein die Folge von sitzender Lebensweise und könne durch mehr körperliche Betätigung vermieden werden, ist unzutreffend. Diese Sicht lässt bestimmte Fakten außer Acht, zum Beispiel die Tatsache, dass unsere Nahrung nicht mehr unserem Bedarf entspricht. Der übermäßige Verzehr von Produkten aus niedrig ausgemahlenem Getreide ist heutzutage der größte Ernährungsfehler – nicht nur in den USA.

Die Tabelle der glykämischen Last veranschaulicht das Ernährungsdrama, das man in Nordamerika und allen Ländern beobachten kann, in denen fast nur Nahrungsmittel verzehrt werden, deren glykämische Last in keinerlei Verhältnis zu dem tatsächlichen Bedarf steht.

Durchführung von Phase II

Phase II ist eine Phase der Freiheit. Es ist jedoch eine bedingte Freiheit, deren Prinzipien Ihnen in Fleisch und Blut übergehen sollten.

Alle Ausnahmen sind möglich, vorausgesetzt, dass Sie zwei Prinzipien beachten.

1. Die Ausnahmen müssen **außergewöhnlich** sein und unter Berücksichtigung zweier Parameter ausgeglichen werden: des glykämischen Indexes und des Indexes der glykämischen Last.
2. Eine Ausnahme muss **geplant** werden, das heißt, Sie müssen den Ausgleich dafür von vornherein festlegen, damit das glykämische Endergebnis kleiner oder gleich 50 bleibt.

Setzen Sie sich also nie an den Tisch, ohne zu wissen, was Sie im Laufe der Mahlzeit essen werden. Denn wenn Sie während der Mahlzeit eine Ausnahme machen, kann es für einen Ausgleich zu spät sein. Deshalb müssen Sie zu Beginn der Mahlzeit Ihre Auswahl dementsprechend getroffen haben.

Nehmen wir an, Sie möchten gerne ein Stück Erdbeerkuchen essen. Dieser Kuchen ist eine Ausnahme, da er niedrig ausgemahlenes Weißmehl (GI 85) und Zucker (GI 70) enthält. Die durch den Verzehr ausgelöste Erhöhung des Blutzuckerspiegels ist relativ stark, da Weißmehl und Zucker eine hohe reine Kohlenhydratkonzentration haben (58 bzw. 100 %). Um diese Ausnahme auszugleichen, stellen Sie den Rest der Mahlzeit ausschließlich aus Kohlenhydraten mit **sehr niedrigem** glykämischem Index zusammen.

Als Vorspeise sollten Sie zum Beispiel Rohkost wählen: Tomaten, Gurken, Auberginen, Champignons, Salat, Kohl, Sojabohnenkeimlinge oder Salat aus grünen Linsen …, deren glykämischer Index und glykämische Last besonders niedrig sind.

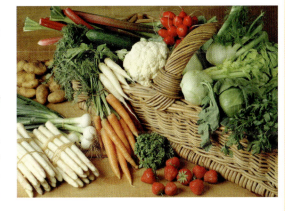

Auch die Beilagen des Hauptgerichts sollten Kohlenhydrate mit sehr niedrigem glykämischem Index sein, z.B. Brokkoli, Blumenkohl, grüne Bohnen, Linsen …

Sie müssen natürlich auch auf Brot, sogar auf Vollkornbrot, zum Käse verzichten. Selbst wenn Sie zu dieser Mahlzeit, die mit einer Ausnahme (Erdbeerkuchen) endet, drei Gläser Wein (à 0,1 l) trinken, wird das glykämische Resultat nur mittelhoch und auf jeden Fall niedrig genug sein, dass es zu keiner übermäßigen Insulinausschüttung kommt, Sie also nicht zunehmen.

Aber aufgepasst! Wenn Sie sich bei Ihrer Mahlzeit eine Portion »schlechte« Kohlenhydrate gönnen, sollten Sie nicht nur »gute« Kohlenhydrate als Ausgleich hinzufügen. Sie dürfen auch nicht **mehr** essen, um auszugleichen, weil Sie »schlecht« gegessen haben. Denn, wenn Sie ein Kilo Pommes frites essen möchten, macht es wenig Sinn, als Ausgleich vorher vier Kilo Salat zu essen, da überschüssige Kohlenhydrate auch in Fettreserven umgewandelt werden.

Ausnahmen sind in maßvollen Portionen erlaubt, wobei die Größe der Portionen der reinen Kohlenhydratkonzentration angepasst werden muss.

Anders ausgedrückt, **je höher der Index der glykämischen Last (GL) der Ausnahme ist, zum Beispiel bei Pommes frites, desto kleiner muss die Portion ausfallen.**

Eine weitere Regel besagt, dass man sich selbst in schwierigen Situationen nie gehen lassen sollte. Es kann passieren, dass Sie im Rahmen Ihres Privat- oder Berufslebens eine Mahlzeit mit drei schlechten Kohlenhydraten serviert bekommen: zum Beispiel eine Blätterteigpastete als Vorspeise, Kartoffeln als Beilage zum Hauptgericht und ein Stück Kuchen mit Mehl, Butter und Zucker als Dessert.

In solch einer Situation könnte man sich einreden, dass man keine andere Wahl hat. Ich halte diese Einstellung jedoch für falsch, da es keine Situation gibt, in der man nicht einen gewissen Spielraum hat. Wenn Sie nach einer erfolgreichen Phase I von der Methode überzeugt sind, sollte es Ihnen leichter fallen, zu widerstehen.

Auch Vegetarier handeln aus persönlicher Überzeugung. Sie haben beschlossen, kein Fleisch zu essen, was von den Mitmenschen zumeist respektiert wird. Ihre Überzeugung ist im Allgemeinen so stark, dass sie keine Ausnahmen machen.

Bei der Anwendung der Montignac-Methode gibt es immer eine relative Toleranz. Wenn Sie also ohne Vorwarnung eine Blätterteigpastete serviert bekommen, genügt es, die »annehmbaren« Bestandteile zu verzehren und den Rest auf dem Teller liegen zu lassen. Niemand wird Sie dazu zwingen, z. B. Kartoffeln zu essen, die Sie übrig gelassen haben. Es wäre erstaunlich, wenn Sie nicht etwas Salat und vielleicht Käse finden würden. Sie können dann beim Kuchen den Teig weglassen und nur den »essbaren« Belag verzehren. Nach der Mahlzeit sollten Sie sich bewusst sein, dass Sie zwar eine Katastrophe vermieden haben, jedoch keinen zufriedenstellenden Ausgleich erzielen konnten. Behalten Sie diese Information im Hinterkopf, um die folgende Mahlzeit besonders aufmerksam zusammenzustellen, vernünftigerweise nach den Prinzipien von Phase I mit viel Salat und Gemüse.

Die wirkliche Kontrolle Ihrer Ernährung erfolgt aber immer über den Zeiger Ihrer Waage. **Wenn Sie etwas zunehmen**, kann es dafür zwei Gründe geben: Entweder Ihre Bauchspeicheldrüse ist gegenüber den schlechten Kohlenhydraten noch nicht tolerant genug und reagiert auf den kleinsten Blutzuckeranstieg, oder **Sie machen zu große Ausnahmen**. Sie sollten dann die notwendigen Maßnahmen ergreifen, also besonders aufmerksam sein und Phase I so oft wie möglich wiederholen.

Es gibt auch einen anderen Indikator für den erfolgreichen Ausgleich von Ausnahmen: Ihr allgemeines Wohlbefinden. Sobald Sie nämlich etwas zu weit gegangen sind, werden Sie schnell merken, dass die negativen Begleiterscheinungen Ihre Vitalität beeinträchtigen. Sie werden also ganz instinktiv die notwendigen Korrekturen vornehmen.

Die Anwendung der Montignac-Methode hat über die Gewichtsabnahme hinaus eine ganze Reihe positiver Nebenwirkungen:

- größere Vitalität
- keine Müdigkeit und insbesondere keine Leistungseinbrüche mehr
- in den meisten Fällen keine Migräne mehr
- Verbesserung der Schlafqualität
- Verbesserung der Verdauung. Die meisten kleineren Magen-Darm-Probleme werden behoben
- Senkung des Cholesterin- und Triglyzeridspiegels
- Senkung des Blutdrucks
- Verbesserung der Stimmung
- Wiederentdecken der Lebensfreude

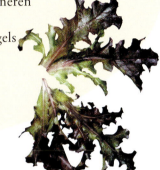

rschwerte Gewichtsabnahme

Einige Anwender der Montignac-Methode erwarten innerhalb der ersten drei Monate einen schnelleren oder höheren Gewichtsverlust.

Da manche Menschen jedoch über viele Jahre hinweg eine Diät nach der anderen gemacht haben, hatte ihr Organismus ständig mit verminderter Nahrungszufuhr zu kämpfen. Dadurch hat sich oft der Energieumsatz verändert, der dann sehr sparsam mit seinem Verbrauch wurde.

Wenn man ohne Übergang von einer kalorienreduzierten Diät (Hungerdiät) auf die Montignac-Methode umstellt, bei der man normalgroße Portionen verzehrt, kann der Organismus durcheinander kommen. Die Umstellung kann sogar zu einer erneuten leichten Gewichtszunahme führen, da der Körper weiterhin auf »Sparflamme« funktioniert und eventuell die Gelegenheit nutzt, um Reserven zu bilden.

Um das zu vermeiden, sollte man die Montignac-Methode anwenden und gleichzeitig die verminderte Kalorienzufuhr vorerst weiterhin beibehalten. Sie kann dann Schritt für Schritt erhöht werden, bis die Portionen schließlich so groß sind, dass sich ein angenehmes Sättigungsgefühl einstellt.

Es kann eventuell mehrere Wochen aber auch Monate dauern, bis der Stoffwechsel wieder normal funktioniert und das Gewicht sich nach und nach verringert.

Beispiele für den Ausgleich von Ausnahmen (Phase II)

Ausnahmen sind **rot**, ausgleichende Kohlenhydrate **grün** gedruckt.

Linsensalat Vinaigrette mit Olivenöl Kalbsschnitzel **weißer Reis** **Blattsalat** Joghurt	**Geraspelte Karotten** Kabeljau **grüne Bohnen** **Crème brûlée**	**Friséesalat** ohne Croûtons Würstchen **Püree aus Trockenerbsen** **Vanille-Eiscreme**
Spaghetti-al-dente-Salat **Portion** **»herkömmliche« Pizza** **Blattsalat** Apfelkompott ohne Zucker	Gänseleber mit **3 Toasts** Entenbrust **Ratatouille** **Blattsalat** Käse	12 Austern + **2 Scheiben** **Roggenvollkornbrot** marinierter Lachs **Blattsalat** Mousse au Chocolat (mind. 70 % Kakao)
Räucherlachs + **Blattsalat** Lammkeule **kleine Bohnen (Flageolet)** Käse + **2 Scheiben** **Graubrot**	**Gemüsesuppe** (Lauch, Kohl, Sellerie, Zucchini) Omelett mit Sauerampfer **Blattsalat** **Crème caramel**	**Blattsalat** **Chili** con carne **Pflaumenkuchen**
Lauch in Vinaigrette **Linsen** mit Speck **Schokoladen-Windbeutel**	**Trockenerbsensuppe** gekochter Schinken **Kartoffelpüree** mit Olivenöl **Erdbeeren ohne Zucker**	**Artischockenherzen** Spaghetti al dente Soße: **Soja**sahne mit Curry **Käsekuchen**
Salat aus Spaghetti al dente Schweinekotelett **grüne Linsen** Käse + **2 Scheiben** **Graubrot**	**Melone** **Buchweizen-Crêpe** mit Schinken und Ei **Blattsalat** **Himbeeren**	**Wassermelone** Entrecôte **Brokkoli** frische Aprikosen in Fruktose pochiert

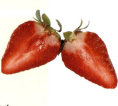

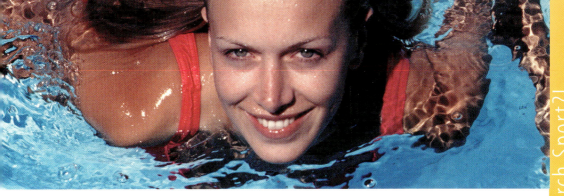

Kapitel 8
ABNEHMEN DURCH SPORT?!

Interessanterweise ist die Zahl der Anhänger von Jogging und Fitnesstraining in Amerika seit 50 Jahren genauso gestiegen wie die Fettleibigkeit. Auch in Europa, wo sich diese beiden Sportarten seit circa 20 Jahren ebenfalls erfolgreich verbreitet haben, steigt gleichzeitig das Durchschnittsgewicht der joggenden und fitnesstreibenden Bevölkerung stetig an.

Die beiden Entwicklungen können zwar nicht direkt miteinander in Zusammenhang gebracht werden, aber man sollte wissen, dass Jogging oder Fitnestraining ohne entsprechende Ernährungsumstellung, bei der Bekämpfung von Fettleibigkeit eine geringere Wirkung hat. Ebenso wie der bevorzugte Verzehr von fettreduzierten Produkten oder Süßstoff allein nicht zur gewünschten dauerhaften Gewichtsabnahme führt.

Zwar wird durch Sport Energie verbraucht, aber weitaus weniger, als allgemein angenommen. Folgende Tabelle zeigt, dass man viele Stunden Sport treiben muss, um ein Kilo abzunehmen. Die Dauer hängt von der Intensität der körperlichen Anstrengung ab.

Sportliche Betätigung	Zeit, in der man durch sportliche Betätigung 1 kg abnimmt	
	Männer (Stunden)	**Frauen** (Stunden)
Gehen	138	242
Laufen	63	96
Golf	36	47
Rad fahren	30	38
entspanntes Schwimmen	17	21
Jogging	14	18
Tennis	13	16
Squash	8	11

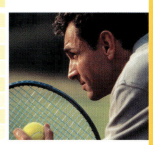

Eine Gewichtsabnahme wird nur dann erzielt, wenn die körperliche Betätigung regelmäßig und ohne Unterbrechung erfolgt.

▶ Ein Mensch, der in 4 Monaten 5 kg nur durch Sport verlieren will, müsste 18 Wochen lang 5-mal wöchentlich 1 Stunde täglich joggen.

Effektiver ist Sport in Kombination mit einer sinnvollen Ernährungsumstellung.

Ein Gewichtsverlust tritt erst nach einer gewissen Dauer der Anstrengung ein. Eine Stunde kontinuierliche Muskelanstrengung ist sehr viel effizienter als dreimal 30 Minuten über den Tag verteilt, denn zu einem Abbau von Fettreserven kommt es erst nach 40 Minuten intensiver und andauernder körperlicher Betätigung. Wenn man also nur dreimal täglich 20 Minuten Entspannungssport treibt, wird ausschließlich Blutzucker bzw. der in der Leber gespeicherte Zucker in Form von Glykogen als Treibstoff verwendet, welche über die zugeführte Nahrung immer wieder neu gebildet werden.

Will man gute Ergebnisse erzielen, muss man sich also für eine Ausdauersportart wie **Rad fahren**, **Walking**, **Joggen**, **Schwimmen**, **Skilanglauf** ... entscheiden und diese wenigstens dreimal pro Woche mindestens 40 Minuten lang ausüben.

Sport fördert die Gewichtsabnahme

Man könnte fast sagen, dass der Körper »sich nur dann abnutzt, wenn man ihn nicht benutzt«. Aus diesem Grund sollte Sport regelmäßig betrieben werden. Er bewirkt dann eine ständige Regeneration des Körpers und führt zu einer Verbesserung der Herz- und Lungenfunktion, wodurch der Alterungsprozess verzögert wird. Muskelaktivität kann zudem eine wirksame Hilfe sein, um den Organismus zu stärken, worauf auch die Ernährungsempfehlungen in diesem Buch abzielen.

Selbst wenn das Gewicht durch die sportliche Betätigung stabil bleibt, wirkt man nach einiger Zeit schlanker, da sich das Fett durch den Aufbau von Muskeln allmählich verringert.

Regelmäßig betriebener Sport unterstützt die positive Wirkung der Montignac-Methode:
- Verbesserung der Blutzuckerempfindlichkeit
- Verringerung von übermäßiger Insulinproduktion (Ursache von Unterzuckerung und Übergewicht)
- Minderung der Faktoren für Diabetes Typ II
- bessere »Verbrennung« der aufgenommenen Fettsäuren
- Abbau der Fettreserven
- Regulierung des Cholesterinspiegels
- Verbesserung des Herz-Kreislauf-Systems

Empfehlenswerte Sportarten bei Übergewicht

Die Auswahl der Sportart sollte bei Übergewichtigen oder älteren untrainierten Personen nach ärztlicher Untersuchung erfolgen. Manche Sportarten können für Fettleibige oder Menschen mit Herz- und Gefäß-Beschwerden ungeeignet sein.

- **Rad fahren** hat den Vorteil, dass das Gewicht getragen und die Beingelenke nicht überbelastet werden.
- Da Wasser trägt, wird **Schwimmen** bei Übergewicht meist als angenehm empfunden.
- **Schnelles Gehen** (Walking) ist auch eine empfehlenswerte Sportart bei starkem Übergewicht sowie für Menschen mit Herzerkrankungen.

> Sportliche Aktivität verbessert auf jeden Fall den Stoffwechsel und trägt nach einer Gewichtsabnahme dazu bei, das Gewicht stabil zu halten und in Form zu bleiben. Stress wird abgebaut und man fühlt sich einfach rundum besser.

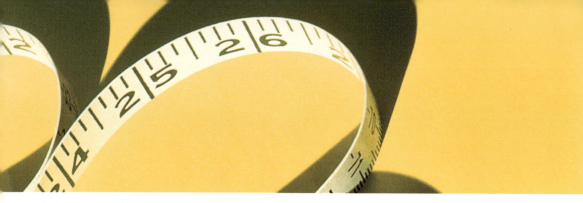

Kapitel 9
WIE MAN SEINEN BMI BERECHNET

Wer sich Gedanken um sein Gewicht macht, versucht meist, sich auf einer Standardskala einzuordnen, um sein eventuelles Übergewicht festzustellen. Lange Zeit gab es nur relativ willkürliche Tabellen, mit denen sich nicht genau bestimmen ließ, ab welchem Wert man von Fettleibigkeit sprechen konnte. Deshalb waren Vergleiche zwischen verschiedenen Ländern oder Epochen schwierig.

Seit Beginn der 90er Jahre hat sich allmählich eine sehr zuverlässige Formel durchgesetzt. Es handelt sich um den Quetelet-Index, der im Allgemeinen **Body-Mass-Index** (BMI), zu deutsch Körpermasseindex genannt wird. Diese Formel wird heute nahezu offiziell international anerkannt. Sie gibt das Verhältnis zwischen dem Gewicht eines Menschen in Kilogramm und seiner Größe in Metern im Quadrat an:

$$BMI = \frac{\text{Gewicht (in kg)}}{\text{Größe (in m)}^2}$$

Bei Männern gilt ein Wert von 20 bis 25, bei Frauen von 19 bis 24 als normal.
Beispiel für einen Mann, der 78 kg wiegt und 1,80 m groß ist:

$$BMI = \frac{78}{1{,}80 \times 1{,}80} = \frac{78}{3{,}24} = 24$$

Beispiel für eine Frau, die 57 kg wiegt und 1,65 m groß ist:

$$BMI = \frac{57}{1{,}65 \times 1{,}65} = \frac{57}{2{,}72} = 21$$

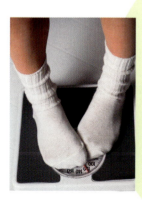

Bewertungskriterien für den BMI:

	BMI Männer	BMI Frauen
Normalgewicht	20 – 25	19 – 24
Übergewicht	26 – 30	25 – 29
Fettleibigkeit	31 – 40	30 – 39
Starke Fettleibigkeit	> 40	> 39

Der ideale Body-Mass-Index hängt auch vom Alter ab.

Alter	BMI
19 – 24 Jahre	19 – 24
25 – 34 Jahre	20 – 25
35 – 44 Jahre	21 – 26
45 – 54 Jahre	22 – 27
55 – 64 Jahre	23 – 28
> 64 Jahre	24 – 29

Eine wichtige Frage muss jedoch noch geklärt werden, die meistens unbeantwortet bleibt: Woraus setzt sich das Gewicht zusammen, das die Waage anzeigt? Das Gesamtgewicht des Köpers besteht aus Wasser, Knochen, Muskeln, inneren Organen und Fett, die sich im Durchschnitt folgendermaßen verteilen:

- Flüssigkeit (Wasser + Blut) 25 %
- Muskeln 32 %
- Haut und Skelett 15 %
- Eingeweide 8 %
- Fett 20 % (15 % bei Männern, 22 % bei Frauen)

Von Fettleibigkeit wird gesprochen, wenn der Anteil der Fettmasse 20 % über diesen Mittelwerten liegt. Wie kann man nun aber den genauen Anteil der Fettmasse am Körpergewicht eines Menschen bestimmen?
Bei gleichem Gewicht hat ein Gewichtheber wahrscheinlich mehr Muskeln und weniger Fett als ein japanischer Sumoringer!

Mit dem BMI ist die Fettmasse des Körpers relativ gut einzuschätzen. Es gibt auch die Möglichkeit, die Fettmasse exakt zu bestimmen (Bio-Impedanz-Analyse). Man wird an einen Apparat angeschlossen ähnlich wie bei einem Elektrokardiogramm und auf einem Monitor wird die Wasser-, Muskel- und Fettmassendichte sichtbar. Mit diesem Gerät kann man die Fettmasse genau bestimmen und ihre Veränderung in der Abnahmephase beobachten.

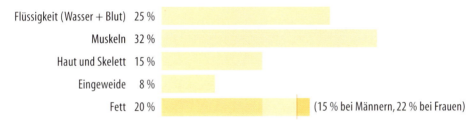

Vergleichbare Messgeräte (elektronische Körperfettanalyse-Waagen) sind seit einiger Zeit auch im Handel erhältlich.

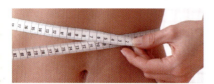

Das wahre Problem ist die Verteilung des Fetts über den Körper. Um sie zu ermitteln, genügt ein einfaches Maßband. Man misst den Hüft- und Taillenumfang in Nabelhöhe. Das Verhältnis zwischen den beiden Werten (Taillen- geteilt durch Hüftumfang) sollte bei Männern normalerweise zwischen 0,85 und 1 liegen und bei Frauen zwischen 0,65 und 0,85.

Ist das Verhältnis zu hoch, spricht man von **androider** Fettleibigkeit, bei der sich das Fett vor allem in der oberen Körperhälfte sammelt: Gesicht, Hals, Brustkorb, Bauch oberhalb des Bauchnabels. Solches Übergewicht führt verstärkt zu Stoffwechselkomplikationen wie:

- Diabetes Typ II
- vermehrte Insulinausschüttung (Hyperinsulinismus)
- erhöhtem Cholesterinspiegel (Hypercholesterinämie)
- Erhöhung der Blutfette (Hypertriglyzeridämie)
- Bluthochdruck
- Erkrankungen der Herzkranzgefäße

Bei dieser Art von Fettleibigkeit werden die Fettzellen (Adipozyten) durch überschüssiges Fett vergrößert. Ihre Anzahl liegt aber häufig nicht über dem Durchschnitt, und sie haben einen aktiven Stoffwechsel. Mit einer passenden Ernährung ist es möglich, dieses Fett verschwinden zu lassen und die Adipozyten wieder auf Normalgröße zu reduzieren.

Bei der **gynoiden** Fettleibigkeit dominiert das Fett in der unteren Körperhälfte, am Bauch unterhalb des Bauchnabels, an den Hüften, den Oberschenkeln und dem Gesäß. Es kommt selten zu Stoffwechselerkrankungen, jedoch häufig zu Venenschwäche sowie zu Knie- und Hüftarthrose. Diese Beeinträchtigung betrifft vor allem Frauen und ist eher ästhetischer Natur, nicht selten kommt noch Zellulitis hinzu.
Die erhöhte Zahl von Fettzellen geht meistens nicht mehr zurück. Das auf diese Weise gespeicherte Fett sitzt sehr viel fester und ist schwerer wegzubekommen. Es hat die Funktion einer Energiereserve für eventuelle Schwangerschaften oder die Stillzeit. Zum Glück ist die Bildung von Fettreserven für mögliche Hungersnöte heutzutage in den meisten Teilen der Welt kein Thema mehr, aber der Organismus hat diesen alten Reflex beibehalten.

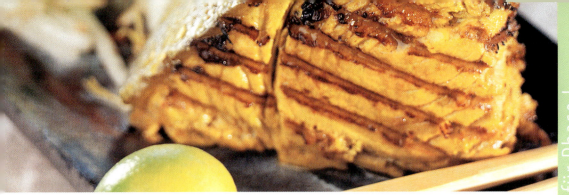

Kapitel 10
MENÜ-BEISPIELE FÜR PHASE I

Eiweiß-Fett-Menüs mit Kohlenhydraten, GI max. 35

** mit selbst gemachter Vinaigrette, wenn möglich mit Olivenöl
* siehe Rezepte in Kapitel 11
(V) Menü für vegetarische Ernährung geeignet

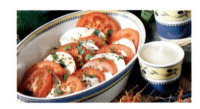

Tomaten-Mozzarella-Salat*
Kalbsschnitzel
Erbsen
Joghurt

Rotkohlsalat** (V)
Omelette mit Champignons
grüner Salat
Apfelkompott

Salatgurke mit Joghurt
Roastbeef
grüne Bohnen
Joghurt

Chicoréesalat
Hühnerbrust mit Curry
Champignons
Quark

Avocado
Lachsfilet
Spinat
Käse

Cäsarsalat (ohne Croûtons)
Hähnchen baskischer Art*
weiße Bohnen
körniger Frischkäse / Hüttenkäse

geraspelte Karotten
Schweinekotelett
grüne Linsen
Bratapfel

Blumenkohlsalat
gegrilltes Steak
grüne Bohnen
Mousse au Chocolat*

Sellerie mit Remoulade
gegrillter Thunfisch
Provenzalische Tomaten
Joghurt

Gurkensalat
Würstchen (Chipolata)
Linsen
Käse

Tofusalat (V)
Suppe aus Hülsenfrüchten
Joghurt

Griechischer Salat*
Schweinebraten
Rosenkohl
Bratapfel

Lauch in Vinaigrette**
Lammkeule*
kleine hellgrüne Bohnen (Flageolet)
Himbeeren

Eier in Gelee (V)
Tomatenauflauf*
grüner Salat
Quark

Zwiebelsuppe
Tatar
grüner Salat
Bratapfel

Eier mit Mayonnaise
Hühnerbrust in Folie gegart*
Linsen
Apfelkompott

pochiertes Ei auf Salat
Mariniertes Lachsfilet*
Ratatouille*
Eiermilchcreme

Lauch in Vinaigrette** (V)
Spiegeleier
grüner Salat
Joghurt

Brokkolisalat**
Entenbrustfilet*
Kichererbsen mit Tomatensoße
Himbeeren

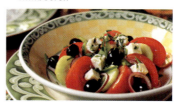

Spargel-Champignon-Salat
Grillhähnchen
Blumenkohlpüree
Joghurt

Tomaten-Mozzarella-Salat*
gegrilltes Entrecote
Auberginen
gekochte Birnen

Spargel
Putenrahmschnitzel*
Zucchini
Erdbeeren

kalter Linsensalat (mit Olivenöl)
Lachscarpaccio
grüner Salat
Erdbeeren

warmer Ziegenkäse auf grünem Salat
Kabeljau aus dem Ofen*
Erbsen
Käse

Kichererbsenmus
gegrillter Seebarsch
Brokkoli
Joghurt

Kohlenhydrat-Menüs, ohne Fett, GI max. 50

* siehe Rezepte in Kapitel 11

(V) Menü für vegetarische Ernährung geeignet

- Gemüsesuppe (V)
- Naturreis mit Wildreis
- Tomatensoße *
- Joghurt, max. 0,3 % Fett

- Tomatensuppe
- Gefüllte Steinbuttfilets*
- Basmatireis
- Apfelkompott

- geraspelte Karotten mit Zitronensaft (V)
- Spaghetti al dente
- Tomatensoße*
- Joghurt, max. 0,3 % Fett

- Grapefruit (V)
- Linsen mit Zwiebeln
- körniger Frischkäse,
- max. 0,3 % Fett

- grüner Blattsalat (V)
- Vollkornspaghetti mit Zucchini*
- Orangen-Kaltschale*

- Provenzalische Tomaten (V)
- mit Petersilie
- Spargel mit Zitronensoße
- (Zitronensaft + Joghurt,
- max 0,3 % Fett + Salz und Pfeffer)
- körniger Frischkäse, max. 0,3 % Fett

- Gemüsesuppe
- Hühnerbrust in Folie gegart *
- gedämpfter Brokkoli
- Joghurt, max. 0,3 % Fett

- Linsencremesuppe (V)
- Vollkornspaghetti
- Champignonsoße*
- Quark, max. 0,3 % Fett

- Lauchsuppe
- Truthahnschinken
- Basmatireis
- Bratapfel

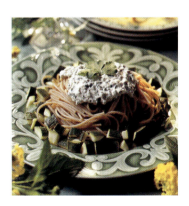

Montignac-Methode für Vegetarier

Gut zusammengestellte vegetarische Menüs sind absolut vereinbar mit der Montignac-Methode. Sie können sogar sehr gut vor Herz-Kreislauf-Erkrankungen schützen und bestimmten Krebsarten wie Dickdarm- und Mastdarmkrebs vorbeugen.

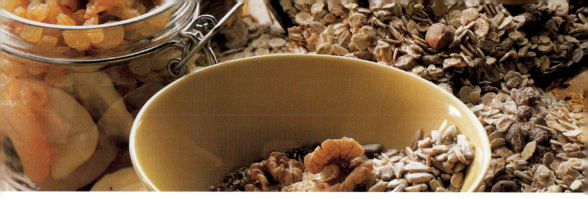

Kapitel 11
REZEPTE

Müsli

Zutaten
für 1– 2 Personen

- 100 g Vollkornhaferflocken
- 150 g Joghurt mit 0,3 % Fett (oder Frischkäse/körniger Frischkäse)
- 10 g geschälte Mandeln
- frisches Obst (Pfirsiche, Aprikosen, Äpfel …) in Stücken

Alle Zutaten mischen und einige Minuten ruhen lassen.

Tipp: Es ist besser, Haferflocken ungekocht zu verzehren, da beim Kochen der glykämische Index ansteigen kann.

Schrotbrötchen (V)

Zubereitungszeit: 1 Stunde
Backzeit: 20 – 25 Minuten

(**V**) für vegetarische Ernährung geeignet

Zutaten

- 250 g Weizenschrot Type 1700
- 250 g Weizenvollkornmehl Type 1200
- 40 g Hefe
- 1/2 TL Fruchtzucker
- 3/8 l lauwarmes Wasser
- 1 TL Salz
- Olivenöl oder Sonnenblumenöl

Weizenschrot und Weizenmehl in eine Rührschüssel geben, mischen und eine Mulde eindrücken. Hefe in die Mulde bröckeln und mit Fruchtzucker, 5–7 EL warmem Wasser und etwas Mehl verrühren. Die Schüssel mit einem Tuch abdecken und an einem warmen Ort 20–30 Minuten gehen lassen.

Restliches lauwarmes Wasser und Salz zum Vorteig geben. Alle Zutaten zu einem glatten Teig in der Küchenmaschine oder dem Handkneter verarbeiten, bis er Blasen wirft.

Aus dem Teig mit leicht bemehlten Händen ovale Brötchen von ca. 5 cm Länge formen.

In Abständen von 5 cm auf ein mit Öl ausgepinseltes Backblech setzen. Das Backblech auf einen breiten, flachen, mit heißem Wasser gefüllten Kochtopf stellen. Mit einem Küchentuch abdecken und nochmals 15–20 Minuten gehen lassen.

Die Brötchen vor dem Backen mit einem Messer in Längsrichtung einschneiden.

Eine hitzebeständige Tasse oder Schüssel mit heißem Wasser in den Backofen stellen. Auf der mittleren Schiene im vorgeheizten Backofen bei 220 °C 20–25 Minuten goldbraun backen.

Auf einem Kuchenrost auskühlen lassen.

Tipp: Zur Abwechslung können in Phase II die Brötchen vor dem Backen auch mit Mohn, Sesam oder Sonnenblumenkernen bestreut werden.

Blumenkohlterrine (V)

Zutaten
für 4 bis 6 Personen

- 1 großer Blumenkohl
- 250 g Magerquark
- 6 Eier
- Salz, Pfeffer

Den Blumenkohl klein schneiden, in Essigwasser waschen und abtropfen lassen. In kochendes Salzwasser geben und 5 Minuten kochen. Herausnehmen, abtropfen lassen, zu Püree zerdrücken (eventuell den Mixer benutzen). →

Zerdrückten Blumenkohl mit dem Quark, der Milchmasse, den Eiern, Salz und Pfeffer mischen. Gut umrühren und in eine gefettete Kastenform geben.

Im Ofen ungefähr 1 Stunde im Wasserbad bei 200 °C garen. Aus dem Ofen nehmen, 15 Minuten abkühlen lassen und aus der Form stürzen. Mit Tomatensauce reichen.

Dieses Gericht kann warm oder kalt (Zimmertemperatur) gereicht werden.

Bohnen-Tomaten-Salat (V)

Zubereitungszeit: 25 Minuten
Garzeit: 8 – 10 Minuten

Zutaten
für 4 Personen

400 g	grüne Bohnen
400 g	Tomaten, gewaschen, entstielt und in Achtel geschnitten
100 g	Fetakäse
2 Bund	krause Petersilie
2 EL	(Dijon-)Senf
2 EL	Essig
2 EL	Olivenöl
•	Salz

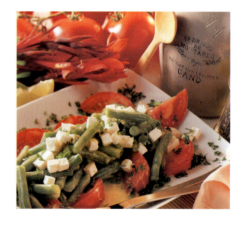

Die grünen Bohnen waschen, putzen und in Stücke brechen. Im Salzwasser 8–10 Minuten kochen. Abgießen und abkühlen lassen. Aus Essig, Olivenöl und Senf eine Marinade bereiten.
Bohnen und Tomatenachtel mit der Sauce vorsichtig mischen. Pro Portion einen flachen Teller mit Petersilie auslegen, den Salat darauf anrichten und den Fetakäse darüber zerbröckeln.

(V) für vegetarische Ernährung geeignet

Brokkolicremesuppe

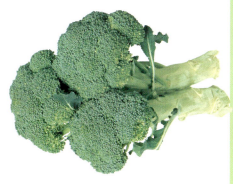

Garzeit: 30 Minuten

Zutaten
für 4 Personen

250 g	Brokkoli, in Röschen geteilt
1 EL	Olivenöl
1	mittelgroße Zwiebel, fein gehackt
3/4 l	entfettete, hausgemachte Hühnerbrühe
1/2 TL	getrocknetes Basilikum
1/4 l	Sahne mit 15 % Fettgehalt
•	Salz und Pfeffer nach Belieben

Zwiebelstückchen und Brokkoliröschen in einem Topf bei mittlerer Hitze in Olivenöl 5 Minuten dünsten.

Hühnerbrühe angießen, Basilikum zufügen und das Ganze zum Kochen bringen.

Danach den Deckel schräg auf den Topf legen und 20 Minuten sachte kochen lassen.

Den Topfinhalt im Mixer pürieren, Sahne angießen. Das Ganze nochmals einige Minuten leicht erhitzen, bis eine sämige Suppe entstanden ist. Mit Salz und Pfeffer würzen.

Champignonsoße (V)

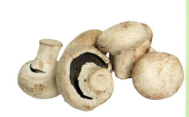

Zutaten

250 g	frische Champignons (evtl. aus der Dose)
250 g	frische Steinpilze (evtl. aus dem Glas)
150 g	Joghurt mit max. 0,3 % Fett
1 Bund	frisches Basilikum, fein gehackt (oder zerriebenes getrocknetes Basilikum)
5 – 6	Knoblauchzehen, gepresst
•	gefriergetrockneter Estragon
•	Salz und Pfeffer

Champignons und Steinpilze putzen bzw. abtropfen lassen. Die Steinpilze in dünne Scheiben schneiden. Etwas Olivenöl in eine Pfanne geben und die Steinpilze einige Minuten darin dünsten. Die Champignons und die Hälfte der Steinpilze im Mixer zu Püree zerkleinern. Bei Bedarf etwas Joghurt hinzufügen. →

In einem Topf das Champignon-Steinpilz-Püree und die restlichen Steinpilze mit dem Basilikum, dem Knoblauch und dem restlichen Joghurt vermischen. Mit Salz, Pfeffer und Estragon würzen.
Bei niedriger Temperatur vorsichtig erhitzen, damit die Soße nicht anbrennt.

Empfehlung: Diese Zubereitung enthält überhaupt kein Fett. Sie kann also im Rahmen einer Kohlenhydrat-Mahlzeit zu Spaghetti gereicht werden.

Tipp: Die Sauce kann auch ohne Steinpilze mit 500 g Champignons zubereitet werden.

Chicorée-Schinken-Käse-Auflauf

Zubereitungszeit: 10 Minuten
Garzeit: 25 – 30 Minuten

Zutaten
für 4 Personen

8 Kolben	Chicorée
8 Scheiben	gekochter Schinken
200 g	Chesterkäse (50 %), gerieben

Chicorée in kochendem Salzwasser 5 Minuten blanchieren. Über einem Sieb abtropfen lassen. Chicorée mit Schinkenscheiben umwickeln und in eine Auflaufform legen.
Käse darüber streuen und im vorgeheizten Backofen bei 200 °C ca. 20–25 Minuten überbacken.

Empfohlene Beilage: grüne Salate

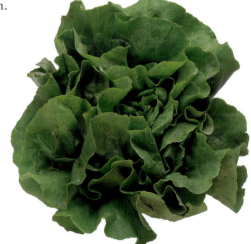

Entenbrustfilet

Zubereitungszeit: 20 Minuten
Garzeit: 25 Minuten

Zutaten
für 4 Personen

- 3 große Entenbrustfilets
- 2 Knoblauchzehen
- Salz, Pfeffer, Kräuter der Provence

Ein Entenbrustfilet von der gesamten Fettschicht befreien. Dazu den fetten und den mageren Teil mit der Hand auseinander ziehen und mit einem scharfen Messer voneinander trennen.

Aus den drei Entenbrustfilets einen Braten formen. Dazu das vom Fett befreite Entenbrustfilet zwischen die beiden anderen legen, deren Fettseite nach außen gerichtet ist. Zuvor jede Seite mit Salz, Pfeffer und Kräutern der Provence würzen.

Entenbrustfilets mit einem Faden umwickeln.

Knoblauchzehen halbieren. Den Entenbrustbraten mit einem spitzen Messer einschneiden und die Knoblauchhälften hineinstecken.

Danach in einen Bräter legen und bei 220 °C (Stufe 7) für 25 Minuten in den Backofen schieben.

Nach der Hälfte der Bratzeit das abgetropfte Fett entfernen und ein halbes Glas heißes Salzwasser angießen.

Den Braten in Scheiben schneiden. Das Fleisch sollte innen gut rosa und heiß sein.

Mit der abgetropften Flüssigkeit servieren.

Oder mit flüssiger Sahne den Ansatz vom Boden des Bräters lösen und mit Salz, Pfeffer und einer Messerspitze Cayennepfeffer würzen.

Empfohlene Beilagen: Weiße Bohnen
Champignons mit Petersilie
Steinpilze

Gefüllte Steinbuttfilets

Zutaten
für 4 Personen

4	Steinbuttfilets
100 g	frische Garnelen, geschält
2 EL	Naturjoghurt
1	Eiweiß
1 TL	frischer Schnittlauch, fein gehackt
1/2 TL	Paprika
•	einige Spinatblätter, gewaschen und entstielt
50 ml	trockener Weißwein
1 EL	frischer Zitronensaft
•	Salz und Pfeffer nach Belieben

Sauce:

1 TL	Olivenöl
1	Frühlingszwiebel, in Stücke geschnitten
175 ml	entfettete, hausgemachte Hühnerbrühe
1 Prise	Safran
1 Prise	Currypulver
1 Prise	Zwiebelpulver
•	Salz und Pfeffer nach Belieben
3 EL	Sahne mit 15 % Fettgehalt

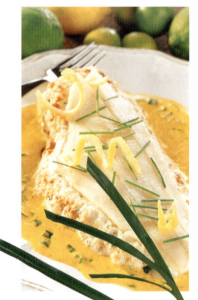

Garnelen unter Zugabe von Joghurt im Mixer pürieren. Dann in eine Schüssel geben und beiseite stellen.

Eiweiß in einer anderen Schüssel steif schlagen und unter das Garnelenpüree heben. Schnittlauch und Paprika untermischen. Beiseite stellen.

Spinatblätter 30–60 Sekunden im Wasserbad blanchieren, beiseite stellen.

Den Backofen auf 200 °C vorheizen.

2 Fischfilets in eine ofenfeste Form geben. Spinatblätter und Garnelenpüree darauf verteilen. Mit den restlichen Fischfilets bedecken. Weißwein und Zitronensaft über den Fisch gießen, mit Salz und Pfeffer würzen.

Danach mit einem Deckel verschließen und für 10–15 Minuten in den Backofen schieben, bis das Fleisch gar ist und sich leicht mit der Gabel zerteilen lässt. →

In der Zwischenzeit Zwiebelstücke in einem Topf in Olivenöl dünsten. Hühnerbrühe angießen, Gewürze zufügen und das Ganze bei sehr schwacher Hitze 2 Minuten kochen lassen. Sahne angießen und bei mittlerer Hitze weitere 5 Minuten kochen, bis eine sämige Sauce entstanden ist, dabei ab und zu umrühren.

Fischfilets mit der Sauce überzogen in Scheiben servieren.

Griechischer Salat (V)

Zubereitungszeit: 15 Minuten

Zutaten
für 4 Personen

1	Gurke
4	Tomaten
1	Zwiebel (weiß oder rot)
2	kleine grüne Paprikaschoten
150 g	Fetakäse
24	schwarze Oliven
1 EL	gehackte Petersilie
	oder einige Blätter Basilikum

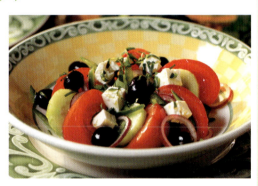

Salatsauce:

2 EL	Olivenöl
2 EL	Weinessig
•	Salz, Pfeffer

Tomaten waschen und vierteln. Gurke schälen und in mittelgroße Scheiben schneiden.
Zwiebel ebenfalls schälen und in Ringe schneiden.
Paprikaschoten entstielen, schälen und entkernen. Danach in Stücke schneiden.
Salatsauce aus Olivenöl, Essig, Salz und Pfeffer anrühren. Die Salatzutaten mit der Sauce vermengen und auf Tellern anrichten.
Mit Fetastückchen, schwarzen Oliven und gehackter Petersilie garniert servieren.

(V) für vegetarische Ernährung geeignet

Hähnchen baskischer Art

Zubereitungszeit: 30 Minuten
Garzeit: 1 Stunde

Zutaten
für 6 Personen

- 1 Hähnchen (1,5 kg)
- 2 große rote Paprikaschoten
- 2 große grüne Paprikaschoten
- 4 mittelgroße Tomaten
- 6 mittelgroße Zwiebeln
- 100 ml trockener Weißwein
- Olivenöl
- 1 Bouquet garni (Kräutersträußchen)
- Salz, Pfeffer

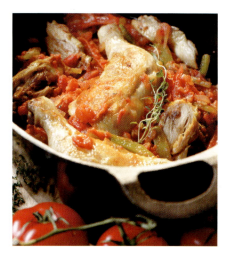

Hähnchen in Portionsstücke zerlegen und in heißem Olivenöl goldbraun braten.

Hähnchenstücke danach in einen Schmortopf geben, Weißwein angießen, mit Salz und Pfeffer würzen. Das Ganze zugedeckt bei mittlerer Hitze schmoren.

Paprikaschoten grillen (im Backofen oder auf einem Grillrost), damit sich die Haut leichter entfernen lässt. Tomaten 30 Sekunden in kochendes Wasser legen, ebenfalls abziehen, entkernen.

Klein geschnittene Zwiebeln in heißem Olivenöl dünsten. Den in Streifen geschnittenen Paprika und das Bouquet garni zufügen. Nach 10 Minuten Kochzeit das Fruchtfleisch der Tomaten dazugeben.

Das Ganze kochen, bis ein Püree entstanden ist, danach die Hähnchenstücke hineingeben und im geschlossenen Topf 20 Minuten schmoren. Vor dem Servieren das Bouquet garni entfernen.

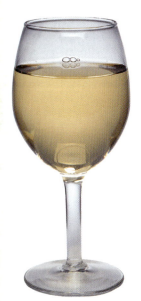

Hähnchen-Gemüse-Topf

Zubereitungszeit: 40 Minuten
Garzeit: 25 Minuten

Zutaten
für 4 Personen

- 1 kg Lauch, gewaschen und in Ringe geschnitten
- 750 g Staudensellerie, gewaschen und in kleine Stücke geschnitten
- 500 g Hähnchenbrustfilets (ohne Haut), in Streifen geschnitten
- 500 g Tomaten, abgezogen, entkernt und in Achtel geschnitten
- 1 l Geflügelbrühe
- 1 EL Olivenöl
- Salz, Pfeffer
- Kräuter der Provence
- Blättchen vom Sellerie zum Garnieren

In einem Schmortopf die Fleischstreifen in Olivenöl rundherum kurz anbraten.

Aus dem Topf nehmen. Lauchringe und Selleriestücke im Bratenfond andünsten und mit Kräutern der Provence, Salz und Pfeffer würzen.

Die Geflügelbrühe zugießen und zugedeckt ca. 20 Minuten bei schwacher Hitze kochen lassen.

Nach Ende der Garzeit Hähnchenfleisch und Tomatenachtel zur Suppe geben und nur noch heiß werden lassen.

Mit Sellerieblättchen garnieren.

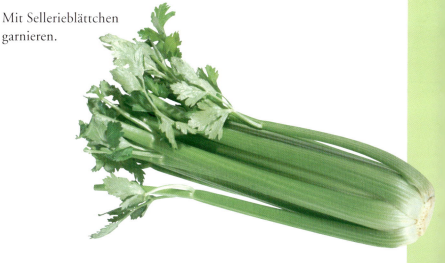

Hühnerbrust in Folie gegart

Zubereitungszeit: 20 Minuten
Garzeit: 15 Minuten

Zutaten
für 4 Personen

4	Hühnerbrustfilets
2	Tomaten
1/2 Bund	Estragon
•	Saft von 1 Zitrone
4 EL	Olivenöl
•	Salz, Pfeffer, Cayennepfeffer
1 TL	scharfer Senf

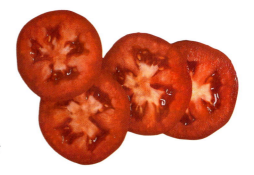

Tomaten in Scheiben schneiden. Tomatenscheiben beidseitig salzen, auf Küchenkrepp abtropfen lassen.
Den Backofen auf 250 °C (Stufe 8) vorheizen.
Die schönsten Estragonblätter zurückbehalten.
Hühnerbrustfilets in je 5 bis 6 Stücke schneiden. Die Stücke jedes Hühnerbrustfilets in der ursprünglichen Form auf ein Stück Aluminiumfolie legen, dabei an jeder Schnittstelle eine Tomatenscheibe und einige Estragonblätter einschieben.
Hühnerbrustfilets mit je 1 EL Olivenöl und 1/4 des Zitronensafts begießen.
Mit Salz, Pfeffer und Cayennepfeffer würzen.
Danach die Aluminiumfolie fest verschließen.
Im Backofen 15 Minuten garen.

Die abgetropfte Flüssigkeit mit dem Senf zu einer Sauce verrühren. Hühnerbrustfilets damit servieren.

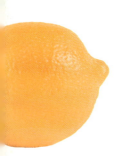

Kabeljau aus dem Ofen

Zutaten
für 4 Personen

4	Kabeljaufilets à 150 g, mit Pfeffer und Salz bestreut
•	Öl zum Einfetten der Form
2	Porreestangen, in Ringe geschnitten
2 EL	Olivenöl
2	Zwiebeln, in Ringe geschnitten
1 EL	Curry
1 Becher	Crème fraîche (125 g)
100 g	mittelalter Gouda, gerieben

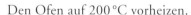

Den Ofen auf 200 °C vorheizen.
Die Fischfilets auf zurückgebliebene Gräten kontrollieren und diese notfalls mit der Pinzette entfernen.
Eine feuerfeste Form mit Öl einfetten, den Boden mit den Porreeringen bedecken und darauf die Fischfilets legen.
Das Öl in der Pfanne erhitzen, die Zwiebeln glasig anschwitzen, den Curry dazugeben und kurz anbraten (dadurch verliert der Curry etwas von seinem bitteren Geschmack). Nun die Crème fraîche unterrühren und die Sauce über die Fischfilets geben.
Den Fisch mit dem Käse bestreuen, in den Ofen schieben und in ca. 30 Minuten gar und goldbraun backen.

Kichererbsenpüree (V)

Zutaten
für 4 Personen

400 g	Kichererbsen
1 Becher	Sojasahne
1	Zwiebel
1 EL	frisches gehacktes Korianderkraut
3 EL	Olivenöl
•	Salz, Pfeffer

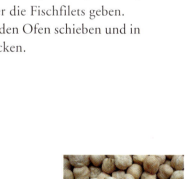

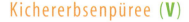

Die Kichererbsen über Nacht einweichen.
In gesalzenes Wasser geben und die geschälte und in Stücke geschnittene Zwiebel hinzugeben. 60 – 90 Minuten lang garen lassen. →

Die Kichererbsen abgießen und in den Mixer geben. Nach und nach Olivenöl und Sojasahne hinzufügen.
Mit Koriander bestreuen. Mit Salz und Pfeffer würzen.

Warm servieren.

 Empfehlung: Das Kichererbsenpüree passt gut zu würzigen Speisen.

Lammkeule

Zubereitungszeit: 10 Minuten
Garzeit: 45 Minuten

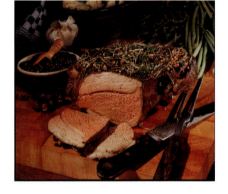

Zutaten
für 4–5 Personen

- 1   Lammkeule (2 kg)
- 6   pürierte Knoblauchzehen
- 1   großer Zweig Rosmarin
- 1 EL   grobes Salz
- • frisch gemahlener schwarzer Pfeffer
- • Cayennepfeffer
- • Gänsefett

Pürierten Knoblauch, fein gehackten Rosmarin, grobes Salz, 2 EL leicht geschmolzenes Gänsefett, 3 kräftige Prisen Pfeffer und Cayennepfeffer in einer Schüssel vermischen.
Lammkeule damit einreiben, gut einziehen lassen.
Danach mit der Hautseite nach oben in eine Steinzeugform legen und bei 250 °C (Stufe 8) für 45 Minuten in den Backofen schieben.
3 EL Gänsefett mit einem Glas kochendem Wasser verrühren.
Die Lammkeule alle fünfzehn Minuten damit begießen.

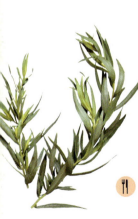

Empfohlene Beilagen: Weiße Bohnen
Grüne Bohnen

Lauchquiche

Zubereitungszeit: 15 Minuten
Garzeit: 70 Minuten

Zutaten
für 4–5 Personen

5	Eier
600 g	Lauch
150 g	Speckwürfel
1 große	geschälte Zwiebel
300 g	fettreduzierte Crème fraîche
200 g	geriebener Gouda
•	Olivenöl
•	Salz, Pfeffer, Muskatnuss

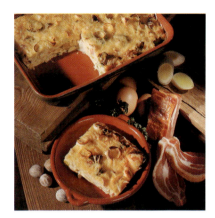

Den Lauch waschen und nur den weißen und hellgrünen Teil verwenden. In 1 bis 2 cm dicke Stücke schneiden.
Die Speckwürfel bei schwacher Hitze in einer Pfanne anbraten und auslassen, damit möglichst viel Fett austritt. Warm halten.
2 EL Olivenöl in einen Schmortopf geben. Bei schwacher Hitze die geschnittene Zwiebel und die Lauchstücke hinzugeben. Gut umrühren und bei geschlossenem Deckel 20 Minuten lang dünsten lassen. Dabei regelmäßig umrühren. Salzen und pfeffern.
Die Eier in eine Schüssel geben. Mit der Crème fraîche schlagen, ganz leicht salzen, pfeffern und etwas frisch gemahlene Muskatnuss hinzufügen. Den geriebenen Käse unterheben. Danach die Speckwürfel und den gut abgetropften Lauch dazugeben. Gut mischen.
Die Mischung in eine geölte Auflaufform gießen. Bei mittlerer Hitze (160 °C) oder im Wasserbad 40 Minuten lang garen.

Lauwarm als Vorspeise, Beilage oder mit einem grünen oder gemischten Salat servieren.

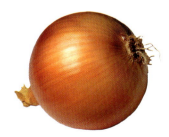

Marinierte Lachsfilets

Marinierzeit: 1 Stunde
Garzeit: 10 Minuten

Zutaten
für 4 Personen

4	Lachsfilets
1/8 l	trockener Weißwein
50 ml	frischer Zitronensaft
2 TL	kaltgepresstes Olivenöl (Erstpressung)
2	große geschälte und zerdrückte Knoblauchzehen
1/2 TL	getrockneter Thymian
1/2 TL	getrockneter Estragon
•	Salz und Pfeffer nach Belieben

Marinade in einer Schüssel anrühren. Lachsfilets hineingeben und gut mit der Marinade vermengen. Dann etwa 1 Stunde im Kühlschrank ziehen lassen.
Den Backofen vorheizen.
Lachsfilets in eine ofenfeste Form legen und auf jeder Seite etwa 5 Minuten grillen, bis sie leicht gebräunt sind.

Moussaka

Zutaten
für 6 Personen

2 kg	mittelgroße Auberginen
1	große Zwiebel
1 kg	Hackfleisch (Rind oder Lamm)
50 ml	Weißwein
1 kg	enthäutete und geschnittene Tomaten
•	gehackte Petersilie
•	Olivenöl
•	etwas geriebener Käse

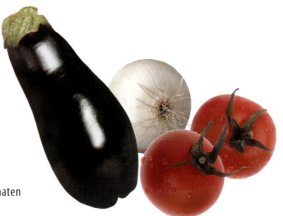

Die Auberginen in feine Scheiben schneiden, mit Salz bestreuen und 1 Stunde ziehen lassen. Die Zwiebel in feine Scheiben schneiden, in einer Pfanne in 2 EL Olivenöl glasig werden lassen, das

Hackfleisch dazugeben, anbraten. Das Hackfleisch mit der Gabel zerpflücken. Tomaten, Wein und Petersilie untermischen. Salzen und pfeffern. Ungefähr 45 Minuten bei schwacher Hitze garen.

Auberginen abspülen und abtrocknen. In einer Pfanne in Olivenöl auf beiden Seiten goldbraun anbraten. Auflaufform fetten, Auberginen und Fleischmasse abwechselnd in Schichten einfüllen. Mit dem geriebenen Käse bestreuen.

Im Ofen bei 180 °C 45 Minuten backen.

Putenrahmschnitzel

Zubereitungszeit: 10 Minuten

Zutaten
für 4 Personen

4	Putenschnitzel
100 ml	trockener Weißwein
1 Becher	Joghurt (125 g)
1 EL	scharfer Senf
•	Gänsefett
1 EL	frische gehackte Petersilie

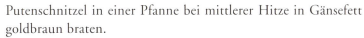

Putenschnitzel in einer Pfanne bei mittlerer Hitze in Gänsefett goldbraun braten.

Mit Salz und Pfeffer würzen, auf einer Platte warmhalten.

Mit Weißwein den Ansatz vom Boden der Pfanne lösen. Kurz kochen lassen, dann den mit Senf vermischten Joghurt zufügen. Das Ganze einige Minuten leicht erhitzen.

Putenschnitzel mit der Sauce übergießen und mit Petersilie bestreuen.

Empfohlene Beilagen: Spinat
Grüne Bohnen

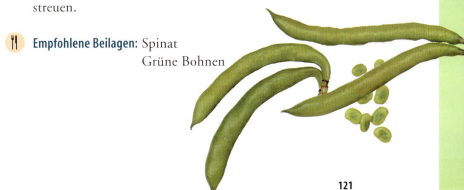

Ratatouille (V)

Garzeit: 20 Minuten

Zutaten
für 4 Personen

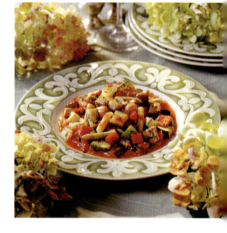

2 EL	kaltgepresstes Olivenöl (Erstpressung)
10	kleine Zwiebeln, geschält
350 g	zerdrückte Tomaten
50 ml	Tomatensaft
1	mittelgroße Aubergine, in Stücke geschnitten
1	mittelgroße Zucchini, in Stücke geschnitten
1/2	grüne Paprikaschote, in Stücke geschnitten
1/2	rote Paprikaschote, in Stücke geschnitten
50 g	grüne Bohnen, halbiert
50 g	gelbe Wachsbohnen, halbiert
1	große geschälte und zerdrückte Knoblauchzehe
2 EL	Basilikum-Pesto
1 EL	Tamari-Sauce*
1 TL	Kräuter der Provence
1/2 TL	getrockneter Thymian
•	Salz und Pfeffer nach Belieben

Olivenöl in einen Topf geben und Zwiebeln bei schwacher Hitze 2 Minuten darin dünsten.
Restliche Zutaten hineingeben und das Ganze zugedeckt 15–20 Minuten sachte kochen lassen, bis das Gemüse weich, aber noch knackig ist.

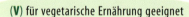
(V) für vegetarische Ernährung geeignet

* Tamari: auf natürliche Weise fermentierte Sojasauce, die keinen Weizen enthält

Spargel-Champignon-Salat (V)

Zubereitungszeit: 20 Minuten
Garzeit: 15 Minuten

Zutaten
für 4 Personen

- 500 g Spargel
- 500 g Champignons (möglichst klein)
- Salz, weißer Pfeffer
- Olivenöl
- Saft einer Zitrone
- 1/2 Kästchen Kresse

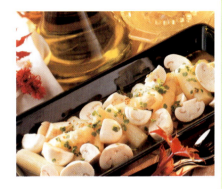

Spargel schälen, waschen und in einem breiten Topf in Salzwasser ca. 15 Minuten garen. Abtropfen lassen und in ca. 3 cm lange Stücke schneiden.
Champignons von den Stielenden befreien, waschen und abtrocknen (größere Pilze halbieren).
Zusammen mit dem Spargel in einer Schüssel mischen.
Olivenöl und Zitronensaft mit Salz und Pfeffer verrühren. Über den Salat gießen und 5–10 Minuten ziehen lassen.
Nochmals durchmischen und mit kleinen Kressebüscheln garnieren.

Soufflé ohne Mehl (V)

Zutaten
für 4 – 5 Personen

- 300 g Magerquark
- 150 g geriebener Greyerzer
- 4 Eigelb
- 4 Eiweiß
- Salz, Pfeffer

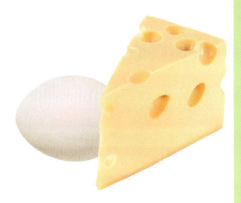

Die Eier trennen.
Den Quark, den geriebenen Käse und die Eigelbe mischen. Salzen, pfeffern. →

Eiweiß steif schlagen, vorsichtig unter die Käsemasse heben und in eine gefettete Auflaufform (mindestens 20 cm Durchmesser) füllen.
Bei 220 °C (Stufe 7) 30–40 Minuten backen.

Sofort servieren und dazu einen grünen Salat reichen.

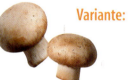

Variante: Der Käsemasse können auch 100 g klein geschnittener, magerer Schinken oder 115 g pürierte Champignons zugegeben werden.

Tomatenauflauf (V)
Rezept auch für Auberginen, Zucchini, Paprika usw. geeignet

Zutaten
für 4–5 Personen

6 große	Tomaten
400 g	Hackfleisch
300 g	Champignons
1	Zwiebel
2 EL	Magerquark

- Salz, Pfeffer
- nach Geschmack: Knoblauch und Petersilie
- Olivenöl zum Einfetten der Form

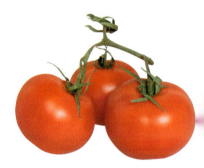

Hackfleisch in einer Pfanne anbraten und salzen und pfeffern. Zwiebel klein schneiden und im Mixer pürieren.
Champignons putzen, klein schneiden und ebenfalls im Mixer pürieren.
Zwiebeln mit den Champignons mischen und bei schwacher Hitze in einer Pfanne mit wenig Olivenöl andünsten, leicht salzen.
Tomaten halbieren und mit der Schnittfläche nach oben in eine mit Olivenöl gefettete, ofenfeste Form legen. Im vorgeheizten Ofen bei mittlerer Hitze 30 Minuten backen. Das Brät mit dem Quark und 2/3 des Champignonpürees mischen. Gleichmäßig auf den Tomaten verteilen. Den Rest des Champignonpürees über die Tomaten geben. Gegebenenfalls fein gehackten Knoblauch und Petersilie hinzufügen.
Bei 180 °C im Ofen 30–40 Minuten backen. Kann auch unter dem Grill überbacken werden.

Tomaten-Mozzarella-Salat (V)

Zutaten
für 2 Personen

- 125 g Mozzarella
- 3 große Tomaten
- 10 frische Basilikumblätter
- 1–2 EL kaltgepresstes Olivenöl
- 1 EL Balsamico-Essig
- Salz, Pfeffer

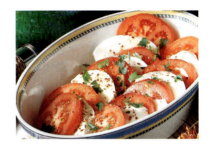

Mozzarella in dünne Scheiben schneiden. Die Tomaten waschen und ebenfalls in dünne Scheiben schneiden und im Wechsel mit den Mozzarellascheiben auf einen großen Teller oder eine Platte legen. Aus Olivenöl, Balsamico-Essig, Salz und Pfeffer eine Salatsauce anrühren und über die Tomaten- und Mozzarellascheiben geben. 5 Basilikumblätter klein hacken, über den Salat streuen und mit den restlichen Basilikumblättern garnieren.

Tomatensoße (V)

Zutaten

- 500 g passierte Tomaten
- 3 große Zwiebeln
- 6 Knoblauchzehen
- 20 g frisches Basilikum fein gehackt (oder zerriebenes getrocknetes Basilikum)
- 3 EL Kräuter der Provence
- 150 g Magermilchjoghurt

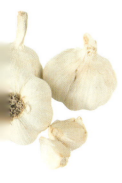

Die Zwiebeln und die Knoblauchzehen im Mixer pürieren. Eventuell etwas Wasser hinzugeben, damit das Ganze cremiger wird. Die Mischung bei sehr niedriger Hitze in einer beschichteten Pfanne einkochen lassen.
In einem Topf die passierten Tomaten, das Knoblauch-Zwiebel-Püree, das Basilikum, die Kräuter der Provence und den Joghurt mischen.
30 Minuten bei schwacher Hitze kochen lassen.

Empfehlung: Diese Zubereitung enthält kein Fett. Sie kann also zu Vollkornspaghetti, Spaghetti al dente und Naturreis gereicht werden.

Überbackener Goldbarsch

Zubereitungszeit: 30 Minuten
Garzeit: 30 Minuten

Zutaten
für 4 Personen

800 g	Goldbarschfilet
1 kg	Spinat
1	Zwiebel, geschält und gewürfelt
4	Tomaten
50 g	Emmentaler, gerieben

- Salz, weißer Pfeffer, Muskatnuss
- Saft einer Zitrone
- Olivenöl

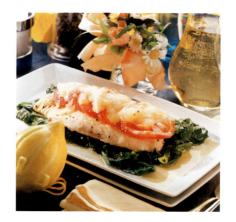

Fischfilet unter kaltem Wasser abspülen und trockentupfen. Auf eine Platte legen und mit Zitronensaft beträufeln. 10 Minuten ziehen lassen.

Spinat putzen, waschen und grob hacken.

In einer großen beschichteten Pfanne Olivenöl erhitzen und das gesalzene und gepfefferte Goldbarschfilet darin auf beiden Seiten je 3 Minuten braten.

In einer feuerfesten Form Olivenöl erhitzen, den Spinat einschichten und 10 Minuten schmoren lassen. Mit Salz, Pfeffer und Muskat bestreuen.

Fisch und Bratfond auf den Spinat geben. Tomaten waschen, entstielen, häuten und in Scheiben schneiden. Tomatenscheiben auf den Fisch legen.

Mit Käse bestreuen und im vorgeheizten Backofen bei 220 °C 10 Minuten überbacken.

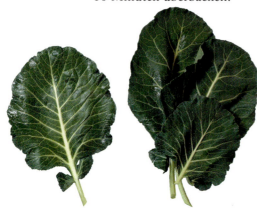

Vollkornspaghetti mit Zucchini (V)

Zubereitungszeit: 10 Minuten
Garzeit: 10 Minuten

Zutaten
für 4 Personen

- 250 g Magerquark mit 0,3 % Fettgehalt
- 2 EL gehacktes Basilikum
- 2 TL Dijon-Senf
- 500 g Zucchini
- Saft einer Zitrone
- 400 g Vollkornspaghetti
- Salz, Pfeffer

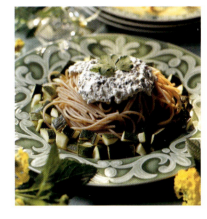

Zucchini waschen und in Würfel schneiden. Zucchiniwürfel in einer antihaftbeschichteten Pfanne in Zitronensaft dünsten, bis sie schön weich sind, die Pfanne dabei mit einem Deckel verschließen. Mit Salz und Pfeffer würzen.
Magerquark, Senf und Basilikum in einem Topf erhitzen.
Spaghetti 12 Minuten in Salzwasser kochen, abtropfen lassen.

Auf Tellern anrichten, mit Zucchini umlegen und mit der Sauce überzogen servieren.

Tipp: Zu Spaghetti und insbesondere zu Vollkornbandnudeln passt auch die Champignonsauce Seite 109.

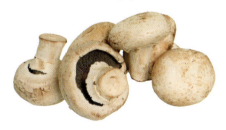

(V) für vegetarische Ernährung geeignet

Apfel-Nuss-Kuchen (V)

Zubereitungszeit: 30 Minuten
Backzeit: 35 Minuten

Zutaten
für 4 Personen

Für den Boden:

- 80 g gemahlene Haselnüsse
- 80 g gemahlene Mandeln
- 75 g Fruchtzucker
- 3 Eiweiß

Belag:

- 4 Äpfel
- Saft einer halben Zitrone
- 150 ml Wasser
- 25 g Fruchtzucker
- 50 g Aprikosenfruchtaufstrich ohne Zucker
- 20 g hochwertige Margarine

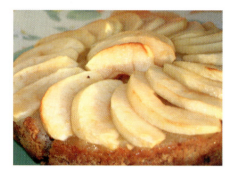

Den Boden zubereiten: Eiweiß sehr steif schlagen, mit 75 g Fruchtzucker süßen und die gemahlenen Haselnüsse und Mandeln untermischen. Die Masse muss gleichmäßig sein.

Einen ofenfesten Tortenring mit 20 cm Durchmesser auf ein mit Backpapier ausgelegtes Backblech legen und die Mischung hineinfüllen.

Den Boden 20 Minuten lang bei 180 °C im Ofen backen.

In der Zwischenzeit die Äpfel schälen. 2 Äpfel in Würfel schneiden und mit dem Saft von einer halben Zitrone und 100 ml Wasser in einem Topf auf dem Herd erhitzen und ein Kompott zubereiten. Mit einer Gabel zerdrücken.

Den Boden aus dem Ofen nehmen und einen Moment abkühlen lassen.

Die restlichen beiden Äpfel halbieren, das Kerngehäuse sorgfältig entfernen und in feine halbmondförmige Lamellen schneiden. →

Den Boden vom Backpapier lösen, umdrehen, dann wieder auf das Backpapier setzen und das Apfelkompott darauf verteilen. Die Lamellen rosettenförmig anordnen und mit Fruchtzucker bestreuen. Die Margarine in Flöckchen darüber geben und bei 210°C erneut 15 Minuten lang backen.
Aus dem Ofen nehmen und abkühlen lassen.
Den Aprikosenfruchtaufstrich mit 50 ml Wasser erhitzen und den Kuchen damit glasieren.

Tipp: Gibt man eine kleine Prise Salz zum Eiweiß, wird es besonders fest.

Joghurt-Himbeer-Eis (V)

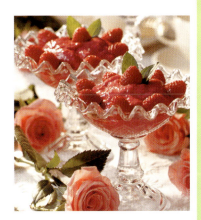

Gefrierzeit: mind. 8 Stunden

ZUTATEN
für 4 Personen

- 275 g Magerjoghurt
- 150 g Himbeeren, frisch oder tiefgefroren
- 1 großes Eiweiß

Joghurt und Himbeeren (in Phase II evtl. mit etwas Fruchtzucker) im Mixer pürieren. Püree in eine große Eisschale füllen und mindestens 8 Stunden ins Gefrierfach stellen.
Gefrorenes Püree mit einem Messer zerkleinern und nochmals im Mixer pürieren.
Steif geschlagenes Eiweiß zufügen und alles zu einer homogenen Masse verarbeiten.
Sofort servieren.

Tipp: In Phase II kann dieses Dessert auch mit Naturjoghurt und evtl. etwa 40 g Fruchtzucker zubereitet werden.

Milchshake aus roten Früchten (V)

Zutaten

- 175 ml Magermilch
- 30 g Erdbeeren, Himbeeren, Brombeeren (frisch oder tiefgefroren)
- 1 EL Naturjoghurt, entrahmt (0,1 % Fettgehalt)
- evtl. etwas Fruchtzucker (nach Belieben)

Sämtliche Zutaten in einem Mixer oder mit dem Pürierstab zu einem Shake verarbeiten.
Sofort servieren.

Tipp: Je nach Jahreszeit aus frischen oder tiefgefroren Beeren einer Sorte oder gemischten Früchten zubereiten.

Mousse au Chocolat (V)

Kühlzeit: mind. 6 Stunden

Zutaten

für 6 bis 8 Personen

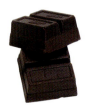

- 400 g schwarze Schokolade mit mindestens 70 % Kakaoanteil
- 8 Eier
- 50 ml Rum
- 1 unbehandelte Orange
- 4 TL löslicher Kaffee
- 1 Prise Salz

Schokolade in Stücke brechen und in einen Topf geben. Den Kaffee in einer halben Tasse Wasser auflösen und mit dem Rum zur Schokolade gießen. Die Schokolade unter Rühren im heißen Wasserbad oder bei schwacher Hitze zum Schmelzen bringen. Sollte die Masse zu fest sein, etwas Wasser zugeben. Wenn die Schokolade geschmolzen ist und eine cremige Masse bildet, den Topf vom Herd nehmen.
Die Schale der Orange abreiben (nur die oberste Schicht der Orangenschale verwenden). Die Hälfte der abgeriebenen Orangenschale in den Topf geben und umrühren. Eier trennen, Eigelb in die eine, Eiweiß in die andere Schüssel geben. Das Eiweiß mit einer kleinen Prise Salz sehr steif schlagen. →

Die Schokolade zum Eigelb gießen, zu einer glatten Masse verrühren. Dann auf das geschlagene Eiweiß geben und mit dem Teigschaber vorsichtig unterheben. Darauf achten, dass das Eiweiß ganz untergemischt wird und dass keine Schokoladenreste auf dem Boden des Topfes zurückbleiben.

Sie können die Mousse entweder in der Schüssel lassen und die Ränder abwischen oder in eine Schale bzw. in kleine Schälchen umfüllen. Mit der restlichen abgeriebenen Orangenschale bestreuen und mindestens 6 Stunden in den Kühlschrank stellen.

Tipp: Am besten am Vortag zubereiten.

Orangen-Kaltschale

Kühlzeit: 3 Stunden

Zutaten
für 4 Personen

- 1/2 l frischer Orangensaft
- 1 EL geschmacksneutrale, gemahlene Gelatine

50 ml Orangensaft in eine kleine Schüssel geben. Gelatine hineinstreuen und 5 Minuten darin quellen lassen.
Restlichen Orangensaft in einem Topf zum Kochen bringen. Dann vom Herd nehmen, Gelierflüssigkeit zufügen und gut unterrühren.

30 Minuten abkühlen lassen, in den Kühlschrank stellen.

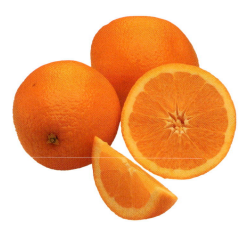

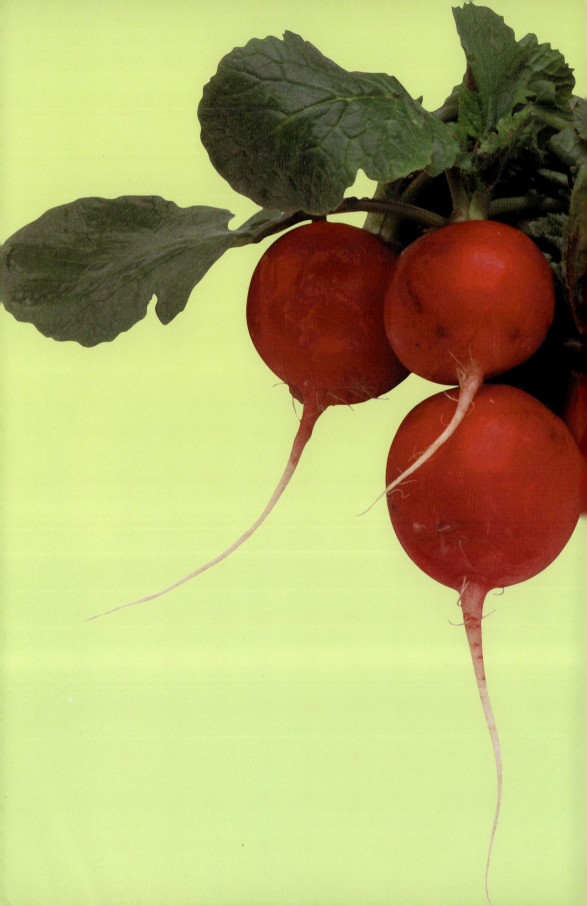

ANHANG

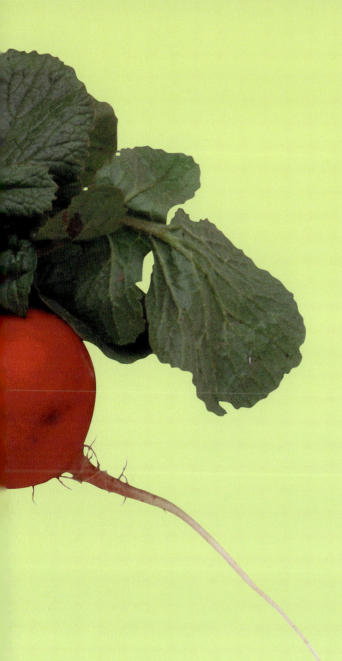

134 Die Montignac-Methode ist wissenschaftlich bewiesen

144 Tabelle der glykämischen Last

147 Bildnachweis

147 Bibliographie

148 Register

DIE MONTIGNAC-METHODE IST WISSENSCHAFTLICH BEWIESEN

In der Novemberausgabe 2001 hat das British Journal of Nutrition, eine der angesehensten Fachzeitschriften, eine kanadische Studie veröffentlicht, in der die wissenschaftlichen Grundlagen der Montignac-Methode bewiesen werden [1].

Die Autoren der Studie sind berühmte Professoren der Universität von Québec. Ihr Leiter, Professor Jean DUMESNIL, hat 1996 mit der Montignac-Methode 21 kg abgenommen. Er war von dem Abnahmeerfolg so beeindruckt, dass er in seiner Eigenschaft als Forscher ergründen wollte, welche wissenschaftlichen Geheimnisse hinter der Methode stecken.

In Zusammenarbeit mit seinem Team und zwei bedeutenden Kollegen, dem Ernährungswissenschaftler Professor Angelo Tremblay und dem Spezialisten für Fettstoffwechselkrankheiten Professor Jean-Pierre Depres, führte er eine Experimentalstudie durch, in der die Montignac-Methode mit den herkömmlichen, von den offiziellen medizinischen Instanzen empfohlenen Diäten verglichen wird.

An der Studie nahmen 12 männliche Freiwillige mit einem Durchschnittsalter von 47 Jahren teil, die stark übergewichtig waren. Das Durchschnittsgewicht lag bei 103,5 kg. Obwohl sie einen hohen BMI (Body-Mass-Index) hatten, waren sie völlig gesund.
Die Testgruppe befolgte jeweils sechs Tage lang drei verschiedene Diäten mit zweiwöchigen Ruheintervallen zwischen den Diäten. Alle Mahlzeiten wurden im Forschungszentrum des Hôpital Laval in Québec eingenommen. Die Kalorienzufuhr wurde genau berechnet. Vor und nach jeder Experimentalphase wurde das Blut analysiert. Am letzten Tag wurde jede Stunde Blut entnommen, um die Schwankungen des Blutzucker-, Insulin- und Triglyzeridspiegels im Lauf eines Tages zu messen.

Folgende Diäten wurden bei dem Experiment angewandt:

Diät 1: Die von der American Heart Association (AHA) empfohlene Diät zur Vorbeugung von Herz-Kreislauf-Erkrankungen. Sie ist fettarm, aber es gibt keine Mengenbeschränkungen.

Diät 2: Die Montignac-Methode, bei der vor allem Kohlenhydrate mit niedrigem glykämischem Index ausgewählt werden. Es gibt ebenfalls keine Mengenbeschränkungen, und die Teilnehmer konnten nach Belieben Nahrungsmittel der unterschiedlichen Menüs verzehren.

Diät 3: Die von der AHA empfohlene Diät, wobei hier die Kalorienmenge auf die Zahl begrenzt wurde, die spontan während der Diät 2, also der Montignac-Woche, aufgenommen wurde.

Die Diät der American Heart Association wurde ausgewählt, weil sie in Amerika zur Vorbeugung von Herz- und Gefäß-Krankheiten empfohlen wird. Sie wurde vor allem entwickelt, um die Fettbilanz zu verbessern und nicht speziell zum Abnehmen. Daher gibt es auch keine Mengenbeschränkungen. Sie basiert auf den Empfehlungen der offiziellen Ernährungswissenschaft: wenig Fett und viele Kohlenhydrate, ohne dass diese genau bestimmt werden.

Dumesnil hatte anfangs die Hypothese aufgestellt, dass Diät 2 – nach Montignac – die Teilnehmer dazu bringen würde, weniger Kalorien zu sich zu nehmen als bei Diät 1, obwohl es in beiden Fällen keine Mengenbeschränkungen gab. Er hatte am eigenen Leib festgestellt, dass die Montignac-Methode zu einem guten Sättigungsgefühl führt.

Da die Mengen bei Diät 3 beschränkt waren, kann man sagen, dass sie eine kalorienreduzierte Version der AHA-Diät war und damit mehr oder weniger den Diäten entsprach, die in Krankenhäusern und von den meisten Ärzten und Ernährungswissenschaftlern empfohlen werden.

Ernährungsphysiologische Ergebnisse

Es war interessant zu beobachten, wie viele Kalorien bei jedem Experiment aufgenommen wurden und wie die Makronährstoffe jeweils proportional verteilt waren. Von Interesse war außerdem ein Vergleich des Gewichts und Taillenumfangs, selbst wenn der Beobachtungszeitraum nur 6 Tage umfasste. Siehe nachstehende Tabelle.

	Diät 1 AHA ohne Mengen- beschränkung	Diät 2 Montignac ohne Mengenbeschränkung	Diät 3 AHA mit Mengen- beschränkung
Kilokalorien (kcal)	2 798	2 109	2 102
Eiweiß	15 %	31 %	16 %
Fett	30 %	32 %	30 %
Kohlenhydrate	55 %	37 %	54 %
Gewicht	+ 0,2 %	– 2,4 %	– 1,7 %
Taillenumfang	+ 0,3 %	– 3,0 %	– 1,7 %

Bei Diät 2 – nach Montignac – werden 25 % weniger Kalorien aufgenommen als bei der AHA-Diät, obwohl es in beiden Fällen keine Mengenbeschränkungen gibt. Das Ergebnis ist umso überraschender, als es bei der Montignac-Diät mühelos möglich war, weniger zu essen.

Ernährungsfachleute wissen, dass eine so drastische Einschränkung der Kalorienzufuhr normalerweise nur mit Appetitzüglern möglich ist. Viele dieser Medikamente wurden jedoch wieder vom Markt genommen, da sie gravierende Nebenwirkungen haben. Die von den Probanden am Ende jedes Experiments ausgefüllten Fragebögen zeigen, dass sie während der Montignac-Diät ein befriedigendes Sättigungsgefühl verspürten.

Im Gegensatz dazu zeigen die nach Diät 3 (kalorienbeschränkte Version der AHA-Diät) ausgefüllten Fragebögen, dass sich die Testpersonen nicht gesättigt fühlten. Manche wollten das Experiment sogar abbrechen, da sie die Mengenbeschränkungen nur schlecht ertrugen. Das ist auch der Grund dafür, dass kalorienreduzierte Diäten so oft aufgegeben werden.

Der Mechanismus der Gewichtsabnahme

Das gute Sättigungsgefühl bei Diät 2 (Montignac) ist eine der Erklärungen für den Erfolg dieser Methode.

Es gibt zwei Gründe dafür:

1. Der Anteil des spontan verzehrten Eiweiß ist höher, als bei den Vergleichsdiäten.
   Zahlreiche Studien belegen, dass Eiweiß eine höhere Sättigungswirkung hat als andere Nährstoffe.

2. Entscheidend ist auch, dass die bei der Montignac-Methode ausgewählten Kohlenhydrate ausschließlich niedrige glykämische Indexe aufweisen. Erfahrungen haben gezeigt, dass sie eine relativ hohe Sättigungswirkung haben. Außerdem werden durch Kohlenhydrate mit niedrigem glykämischem Index die Blutzuckerspitzen begrenzt, wodurch eine reaktive Unterzuckerung (nach der Nahrungsaufnahme) vermieden werden kann, die das Hungergefühl verlängert.

Bei Diät 2 – nach Montignac – ist die Gewichtsabnahme und Verringerung des Taillenumfangs doppelt so groß wie bei Diät 3, obwohl die gleiche Kalorienmenge aufgenommen wurde.

Unterschiedliches Nahrungsmittelgleichgewicht

Interessant ist, ein Vergleich der Nährstoffverteilung bei den Diäten 2 und 3 mit der Verteilung der Nährstoffe bei Diät 1. In der nachstehenden Tabelle werden die Unterschiede zwischen den Diäten dargestellt.

	Diät 1 AHA ohne Mengenbeschränkung	Diät 2 Montignac ohne Mengenbeschränkung	Diät 3 AHA mit Mengenbeschränkung
kcal/Tag	1,00	0,75	0,75
Eiweiß (kcal)	1,00	1,55	0,80
Fett (kcal)	1,00	0,80	0,75
Kohlenhydrate (kcal)	1,00	0,51	0,74
Ballaststoffe (g)	1,00	1,12	1,08

Im Vergleich zur Kontrolldiät (Diät 1) sinkt bei Anwendung der Montignac-Methode der Kohlenhydratanteil um 49 % und der Fettanteil um 20 %, während die Eiweißzufuhr um 55 % steigt. Laut Professor Dumesnil ist diese Veränderung insofern besonders interessant, als die Steigerung auf Kosten der schlechten Fette und Kohlenhydrate geht.

Auswirkungen auf den Blutzucker- und Insulinspiegel

Für Prof. Dumesnil kam es bei dieser Studie auch darauf an, die Auswirkungen der Montignac-Methode auf den Glukose- (Blutzucker) und den Insulinspiegel festzustellen. Die nachstehende Kurve zeigt die stündlichen Veränderungen, die am letzten Tag jeder Diät beobachtet wurden.

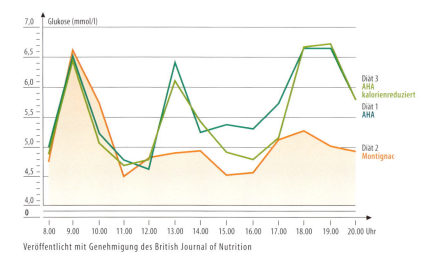

Veröffentlicht mit Genehmigung des British Journal of Nutrition

In **Abbildung 1** zum Blutzucker entsprechen die drei Spitzen den drei Mahlzeiten: Nach dem Frühstück rufen die drei Diäten einen beträchtlichen Anstieg des Blutzuckerspiegels hervor, während dieser nach dem Mittag- und Abendessen bei der Montignac-Methode weitaus niedriger ist. Die höhere Blutzuckerspitze am Morgen, zu der es selbst bei der Montignac-Methode kommt, ist darauf zurückzuführen, dass es sich um eine vornehmlich kohlenhydrathaltige Mahlzeit handelt, deren blutzuckersteigerndes Gesamtergebnis sehr viel höher ist als bei den anderen beiden Mahlzeiten.

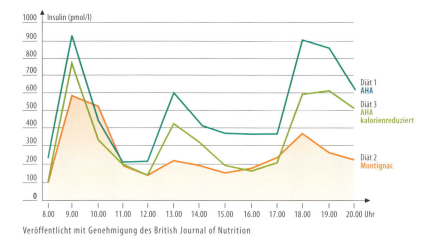

Veröffentlicht mit Genehmigung des British Journal of Nutrition

Abbildung 2 zeigt, dass die Insulinspiegel bei der Montignac-Methode immer eindeutig niedriger sind, selbst nach dem Frühstück. Am Abend ist der Insulinspiegel bei der Montignac-Methode ähnlich hoch wie während des ganzen Tages.

> Dieser Punkt ist besonders wichtig, da er belegt, dass das Stoffwechselpotenzial der Nahrungsmittel wichtiger ist als ihr Energiegehalt, was eine der Grundlagen der Montignac-Methode bildet.

Die Ergebnisse dieser Studie sind offensichtlich der Beweis dafür, dass der glykämische Index zu Recht genutzt werden kann, um den Blutzucker- und Insulinspiegel wesentlich zu senken und gleichzeitig ein gutes Sättigungsgefühl zu bewirken. Dadurch kann man eine überhöhte Insulinausschüttung, die ein Risikofaktor für Diabetes Typ II, Fettleibigkeit und einige Herz-Kreislauf-Erkrankungen ist, vorbeugen und verringern.

Auswirkungen auf das Lipidprofil

Das spektakulärste Ergebnis, das nach diesem Experiment erzielt wurde, sind sicherlich die Auswirkungen auf die Risiken für Herz und Gefäße. In der folgenden Tabelle wird die Wirkung der drei Diäten auf das Lipidprofil (Werte in mmol/l) zusammengefasst:

- **DIÄT 1 (Diät der AHA ohne Mengenbeschränkungen)**

	vorher	nach 6 Tagen
Triglyzeride	1,77	2,27*
Gesamtcholesterin	4,96	4,94
LDL-Cholesterin	3,22	3,07
HDL-Cholesterin	0,92	0,83*
Verhältnis Cholesterin/HDL-Cholesterin	5,42	5,98*

* bezeichnet eine bedeutende Veränderung aus statistischer Sicht

Folgende bedeutende statistische Veränderungen sind zu verzeichnen:
- eine 10%ige Verringerung des HDL-Cholesterins (»gutes Cholesterin«)
- das Verhältnis von Gesamtcholesterin zu HDL-Cholesterin steigt um 9 %
- ein 28%iger Anstieg der Triglyzeride

All diese Veränderungen sind *negativ* und stehen im Gegensatz zu den erwünschten Ergebnissen.

Man muss also feststellen, dass diese Diät die Risikofaktoren für Herz und Gefäße verschlimmert. Dabei darf man nicht vergessen, dass paradoxerweise gerade diese Ernährungsform seit Jahren von der offiziell anerkannten amerikanischen Einrichtung zur Vorbeugung von Herz- und Gefäß-Erkrankungen empfohlen wird. Den meisten Patienten mit Herzkrankheiten oder überhöhten Cholesterinspiegeln wird genau diese Diät verordnet.

- **DIÄT 2 (Montignac-Methode)**

	vorher	nach 6 Tagen
Triglyzeride	2,00	1,31*
Gesamtcholesterin	5,25	5,04
LDL-Cholesterin	3,41	3,52
HDL-Cholesterin	0,93	0,92
Verhältnis Cholesterin / HDL-Cholesterin	5,71	5,53

*bezeichnet eine bedeutende Veränderung aus statistischer Sicht

- In diesem Fall bleibt der HDL-Cholesterinspiegel unverändert, aber der Gesamtcholesterinspiegel sinkt leicht. Das Verhältnis Gesamtcholesterin zu HDL-Cholesterin verbessert sich also.
- Die spektakulärste Veränderung vollzieht sich aber beim Triglyzeridspiegel, der um 35 % sinkt.
- Der Unterschied zwischen dem Triglyzeridspiegel am letzten Tag von Diät 1 und am letzten Tag von Diät 2 ist noch stärker: Er beträgt über 70 %.

Laut Professor Dumesnil gibt es momentan kein Medikament auf dem Markt, das ohne Nebenwirkungen eine derart radikale Verringerung der Triglyzeride in so kurzer Zeit (6 Tage) bewirken kann.

- **DIÄT 3 (Diät der American Heart Association mit identischer Kalorienzufuhr wie bei Diät 2, also 25 % weniger Kalorien als bei Diät 1)**

	vorher	nach 6 Tagen
Triglyzeride	1,76	1,63
Gesamtcholesterin	5,01	5,05
LDL-Cholesterin	3,24	3,38
HDL-Cholesterin	0,96	0,91
Verhältnis Cholesterin / HDL-Cholesterin	5,26	5,65*

*bezeichnet eine bedeutende Veränderung aus statistischer Sicht

Hier ist die einzige signifikante Veränderung negativ. Es kommt zu einem Anstieg des Verhältnisses Gesamtcholesterin zu HDL-Cholesterin, was im Gegensatz zu der erwünschten Wirkung steht und damit nachteilig ist.

Weitere Messergebnisse

■ **Insulin**

Am Ende jeder Diät wurde der Insulinspiegel nüchtern und bei Überzuckerung gemessen. Nach einer Montignac-Diät sinken diese Parameter stark ab, während es bei den anderen beiden Diäten zu keiner offensichtlichen Veränderung kommt.
Diese Ergebnisse deuten laut Professor Dumesnil darauf hin, dass der Hyperinsulinismus (überhöhte Insulinausschüttung) und die Insulinresistenz verringert werden, wenn die Montignac-Diät befolgt wird. Die Ergebnisse sind umso verblüffender, als sie sich bereits nach 6 Tagen einstellen. **Sie bestätigen somit die Theorie, dass Insulinresistenz (die Ursache für Diabetes Typ II) hauptsächlich ernährungsbedingt und vor allem auf übermäßigen Verzehr von Kohlenhydraten mit hohem glykämischem Index zurückzuführen ist.**

■ **Größe der LDL-Partikel**

Dieser Parameter wird mittlerweile für einen eigenständigen Risikofaktor für Herz und Gefäße gehalten. Kleine Partikel erhöhen das Risiko und umgekehrt.
Nach der Montignac-Diät waren die dichten LDL-Partikel (schlechtes Cholesterin) erheblich größer geworden, während sie sich bei den beiden anderen Diäten nicht verändert hatten.

> Laut Professor Dumesnil ist eine so schnelle und positive Veränderung, die ausschließlich durch die Umstellung der Ernährungsgewohnheiten bewirkt wurde, noch nie zuvor beschrieben worden.

In diesem Zusammenhang muss daran erinnert werden, dass J. P. Despres (der an dieser Studie beteiligt war) ein besonders gefährliches Zusammentreffen von drei Stoffwechselfaktoren beschrieben hat, das das Herzinfarktrisiko verzwanzigfacht.
Sie kommt vor allem bei Männern mit Bauchfett vor und ist gekennzeichnet durch:

- Hyperinsulinismus
- einen Anstieg der Apolipoproteine B, die das LDL-Cholesterin transportieren
- einen Anstieg der kleinen dichten Partikel des LDL-Cholesterins
Dieses Lipidprofil kommt leider recht häufig vor.

Laut Professor Dumesnil ist die Montignac-Methode in diesen Fällen sehr viel versprechend, zumal die betroffenen Patienten häufig nicht gut auf herkömmliche diätetische und medikamentöse Behandlungen ansprechen.

Schlussfolgerung

Diese Studie bestätigt die Annahme, dass die herkömmlichen Ernährungsempfehlungen, die auf theoretischen Modellen basieren, wenig bringen. Manchmal erreichen sie sogar das Gegenteil.

Die Studie zeigt außerdem, dass es mit der Montignac-Methode, bei der das Hauptgewicht auf dem Stoffwechselpotenzial der Nahrungsmittel liegt und vor allem auf dem glykämischen Index bei Kohlenhydraten, möglich ist, zahlreiche Stoffwechselparameter in sehr kurzer Zeit (6 Tage) positiv zu verändern:

- zufriedenstellendes Sättigungsgefühl
- Verringerung des Gewichts und des Taillenumfangs
- Verringung des Blutzuckergehalts und des Insulins im Lauf des Tages
- Senkung des Insulinspiegels in nüchternem Zustand und bei provozierter Überzuckerung
- Senkung des Gesamtcholesterinspiegels
- Verbesserung des Verhältnisses Gesamtcholesterin zu HDL-Cholesterin
- spektakuläre Verringerung der Triglyzeride um 35 %
- Zunahme des Durchmessers der LDL-Cholesterinteilchen
  Und damit:
- Verringerung von übermäßiger Insulinproduktion und Insulinresistenz

Auch wenn die Ergebnisse dieser Studie schon sehr viel versprechend sind, hat Dumesnil beschlossen, eine zweite Studie durchzuführen, um seine Schlussfolgerungen auch für die Langzeitwirkung zu bestätigen.

Professor Dumesnil meint, man kann mit der Montignac-Methode wirkungsvoll und ohne große Einschränkungen, daher mit langfristigem Erfolg, abnehmen; außerdem ist sie eine perfekte Methode zur Vorbeugung bzw. Verringerung von Risikofaktoren für Herz und Gefäße und Diabetes Typ II.

Bei der Vorstellung seiner Arbeiten sagte er Folgendes: »In diesem Zusammenhang muss man auch die Ergebnisse der Arbeiten von Professor Walter Willett von der Harvard Universität erwähnen. In groß angelegten epidemiologischen Studien (Nurses' Health Study, bei der mehr als 75 000 Krankenschwestern 10 Jahre lang beobachtet wurden, und der Health Professionals' Study, die mit mehr als 43 000 Männern durchgeführt wurde), hat er nachgewiesen, dass ein eindeutiger Zusammenhang zwischen der **glykämischen Last** eines Nahrungsmittels und dem Risiko von Koronarerkrankungen (Herz- und Gefäß-Erkrankungen) sowie dem Risiko von Diabetes Typ II besteht. Das war so offensichtlich, dass die glykämische Last als ein eigenständiger Risikofaktor für Koronarerkrankungen angesehen wird. Die glykämische Last hängt ausschließlich vom glykämischen Index ab. Der Autor legt viel Nachdruck auf diesen Punkt, insbesondere auf die Tatsache, dass die herkömmliche Einteilung in »schnelle« und »langsame Zucker« in diesem Zusammenhang absolut nicht hilfreich ist und in keinerlei Verhältnis zum kardiovaskulären Risiko oder zu Diabetes Typ II steht.

Die Ergebnisse dieser ersten Studie stellen also eine wichtige epidemiologische Bestätigung des Begriffs glykämischer Index und seiner Bedeutung für unsere Ernährung dar. Sie sind ein indirekter Hinweis darauf, dass Insulinresistenz und Diabetes Typ II offensichtlich ernährungsbedingt sind. In der nächsten Stufe muss jetzt gezeigt werden, wie das Konzept des glykämischen Index langfristig therapeutisch genutzt werden kann.«

▶ Wir sind auch auf eine groß angelegte Langzeitstudie mit Namen »Diogenes« gespannt, die die Europäische Union (EU) 2005 gestartet hat. Diese untersucht die positiven Auswirkungen der Ernährung nach dem glykämischen Index. Die Studie wird in acht Ländern vornehmlich an fettleibigen Familien durchgeführt. Erste Daten erhoffen wir Anfang 2008.

Blutzuckersteigernde Nahrungsmittel

Nahrungsmittel	reine Kohlenhydratkonzentration je 100 g	glykämischer Index (GI)	glykämische Last (GL) je 100 g
Agavendicksaft	80	10	8
Ahornsirup	87	80	70
All-Bran (Cerealien)	46	30	14
Ananas, frisch	7	60	4
Ananassaft, ungezuckert	11	50	6
Apfel	12	30	4
Äpfel, getrocknet	60	30	18
Apfelsaft, naturbelassen	17	40	7
Aprikosen, frisch	10	30	3
Aprikosen, getrocknet	63	35	22
Aprikosen, Konserve	15	65	10
Baguette (Mehl Type 505)	55	70	39
Banane	20	60	12
Basmatireis, gekocht	23	50	11
Bier	5	110	6
Birne	12	30	4
Birnen, Konserve	10	55	6
Bohnen, dicke, gekocht	7	80	6
Bohnen, klein, hellgrün, gekocht (Flageolet)	17	22	4
Bohnen, rot, gekocht	11	40	5
Bohnen, weiß, gekocht	17	30	5
Buchweizencrêpe	25	50	13
Buchweizenmehl	65	50	33
Buschbohnen, grün, gekocht	3	30	1
Butterkekse	75	55	41
Chips	49	80	39
Colagetränke, Limonade, Bitter Lemon	11	70	8
Cornflakes	85	85	72
Couscous, 5 Minuten gekocht	23	65	15
Croissant	44	70	31
Datteln, getrocknet, mit Glukose/Zucker überzogen	68	105	71
Eiscreme mit Agar-Agar oder Karrageen	25	40	10
Erbsen, frisch	10	40	4
Erbsen, getrocknet, geschält, gekocht	18	35	6
Erbsen, getrocknet, ungeschält, gekocht	11	22	2
Erbsen, halb, gelb, 20 Min. gekocht	12	30	4
Erdbeeren, frisch	6	40	2
Erdnüsse	9	15	1
Feige	12	35	4
Fruchtaufstrich ohne Zuckerzusatz	37	30	11
Fruchtcocktail, Konserve	14	55	8
Fruchtzucker (Fruktose)	100	20	20
Gemüse, grün: Salat, Kohl, Brokkoli … sowie Champignons, Tomaten, Auberginen, Paprikaschoten usw.	3 – 5	< 15	< 1
Gerste, ganze Körner, trocken	71	45	32
Gerstenflocken	75	60	45
Gerstengraupen, trocken	71	25	18
Getreideflocken, gezuckert	80	70	56
Glasnudeln aus Mungobohnen oder Soja, gekocht	15	30	5
Glukose (Traubenzucker)	100	100	100
Gnocchi	27	75	20
Grapefruit	10	30	3
Grapefruitsaft, ungezuckert	7	50	4
Graubrot (Mehl Type 805)	50	65	33
Grieß, weiß, gekocht	25	60	15
Haferflocken, ungekocht	63	50	32

Tabelle der glykämischen Last

Nahrungsmittel	reine Kohlenhydrat-konzentration je 100 g	glykämischer Index (GI)	glykämische Last (GL) je 100 g
Hartweizen, trocken, industriell vorgekocht, 10 Minuten Kochzeit	68	50	34
Haselnüsse	10	15	2
Hirse, gekocht	23	70	16
Honig	80	85	68
Joghurt, mager	5,3	35	2
Joghurt, Vollmilch	4,5	35	2
Karotten, gekocht	6	85	5
Karotten, roh	7	30	2
Karottensaft, frisch gepresst	5	45	2
Kartoffelgratin, Bratkartoffeln	25	95	24
Kartoffeln, neue Ernte	14	60	8
Kartoffelpüree	14	90	13
Kartoffelstärke	83	95	79
Kekse aus Weißmehl, salzig	68	55	37
Kichererbsen, gekocht	22	30	7
Kidneybohnen, Konserve	11	50	6
Kirschen	17	22	4
Kiwi	12	50	6
Kleiebrot	40	45	18
Knoblauch	28	15	4
Kohlrübe	6	70	4
Konfitüre, herkömmlich	70	65	46
Kräcker (Weißmehl)	60	80	48
Kürbis	7	75	5
Langkornreis, weiß, gekocht	23	60	14
Limabohnen, gekocht	21	30	6
Linsen, braun oder gelb, gekocht	17	30	5
Linsen, grün, gekocht	17	22	4
Linsen, grün, in Salzwasser, Konserve	8	45	4
Linsen, rot, getrocknet, gekocht	13	30	4
Lychee, Konserve	17	80	14
Mais, gekocht	22	70	15
Mais, ursprünglicher indianischer, gekocht	21	35	7
Maisstärke	88	95	84
Mandeln	10	15	2
Mango, frisch	13	55	7
Melone (Cantaloupe)	6	65	4
Milch, fettarm	5	30	2
Mischbrot (Mehl Type 605)	53	70	37
Mungobohnen, eingeweicht, 20 Min. gekocht	11	30	3
Mungobohnen, gekeimt	10	25	3
Naturreis, gekocht	23	50	11
Orange	9	30	3
Orangensaft, frisch gepresst	10	40	4
Orangensaft, industriell hergestellt	11	60	7
Papaya, frisch	14	60	8
Partygebäck, kleine Brezel	83	65	54
Pellkartoffeln	14	65	9
Pfirsich	9	30	3
Pfirsiche, Konserve	14	55	8
Pflaumen	9	22	2
Pflaumen, getrocknet	57	35	20
Pintobohnen, getrocknet, gekocht	17	40	7
Pintobohnen, in Salzwasser, Konserve	15	45	7
Pommes frites	33	95	31
Popcorn ohne Zucker	63	85	54
Puffmais (gezuck. Cerealien)	86	80	69
Puffreis (z. B. Cerealien), gezuckert	85	85	72

Blutzuckersteigernde Nahrungsmittel

Nahrungsmittel	reine Kohlenhydrat-konzentration je 100 g	glykämischer Index (GI)	glykämische Last (GL) je 100 g
Puffweizen (gezuck. Cerealien)	83	80	66
Quinoa, gekocht	18	35	6
Reismehl	79	95	75
Reispudding/Milchreis	24	85	20
Roggen, ganze Körner, trocken	76	35	27
Roggenknäckebrot	68	65	44
Roggenvollkornbrot	49	40	20
Rosinen, Sultaninen	66	65	43
Rote Bete	9	65	6
Rübe, weiß	3	70	2
Salzkartoffeln, gekocht	20	70	14
Sandgebäck	75	55	41
Schnellkochreis, gekocht	27	85	23
Schnellkochreis, körnig, gekocht	24	70	17
Schokolade, schwarz (> 70 % Kakao)	32	22	7
Schokoladenriegel	60	70	42
Schwarzbrot	45	40	18
Sojabohnen, gekocht	5	15	1
Sojasprossen, gekocht	15	20	3
Sorbet	30	50	15
Spaghetti al dente (max. 5 Min. gekocht)	25	45	11
Spaghetti, weiß, normale Kochzeit	23	55	13
Süßkartoffeln	20	50	10
Tapioka	94	80	75
Teigwaren, Ravioli, Nudeln, gekocht	23	70	16
Tomatensaft, ungezuckert	3	40	1
Vollkornbrot (Type 1500)	47	50	24
Vollkornbrot (Type 2000), frisch	45	40	18
Vollkornbulgur, gekocht	25	45	11
Vollkornteigwaren (al dente)/ Vollkornspaghetti (Type 2000), gekocht	17	40	7
Vollkornteigwaren/ Vollkornspaghetti (Vollkornweizen Type 1500), gekocht	19	50	9
Walnüsse	10	15	2
Wassermelone	7	75	5
Weintraube, rot	15	60	9
Weintrauben, weiß	16	45	7
Weißbrot, Hamburgerbrötchen (Mehl Type 405)	58	85	49
Weizen, ganze Körner, trocken	68	40	27
Zucker (Saccharose)	100	70	70
Zuckermais	19	55	11
Zwiebeln	5	15	1

Nur die Kohlenhydrate bzw. kohlenhydrathaltigen Nahrungsmittel werden mit dem glykämischen Index und der glykämischen Last bewertet. Deshalb finden Sie in dieser Liste keinen Fisch, Fleisch, Käse, Öl ... Näheres zur Auswahl von Eiweiß und Fett lesen Sie auf den Seiten 38–40 und Seite 50.

schlechte Kohlenhydrate (GI über 50)
gute Kohlenhydrate (GI 35-50)
sehr gute Kohlenhydrate (GI bis 35)

niedrige glykämische Last (GL unter 10)
mittlere glykämische Last (GL 10-19)
hohe glykämische Last (GL über 20)

Bildnachweis

Beurer
Seite 101

CMA
Seite 15, 37, 40, 53, 54, 93

Comstock Images

Dominik Kiefer

goodshoot.com

Hutschenreuther, Rosenthal AG,
Phillip-Rosenthal-Platz, 95100 Selb
Seite 55, 62, 103, 125

Miele
Seite 77

Naturgie S.A.

One.to.x

Oryza
Seite 29, 38, 49

Peter Kölln KGaA
Seite 47, 51, 69

Sopexa/Fisch aus Frankreich
Seite 39, 63

Studio Hans Abel

Superbild
Cover, Seite 25, 38

TOP-Emma
® www.top-getreidemuehlen.de
Seite 7, 84

TVA Publications
© Maryse Raymond

Vier a Studio

Ydo Sol Photodesign

Bibliographie

Kapitel 1

[1] HEINI, ADRIAN F., WEINSIER, ROLAND L.: »Divergent Trends in Obesity and Fat Intake Patterns: The American Paradox«, *American Journal of Medicine*, 1997, 102, 259 – 264

Kapitel 3

[1] SPEIZER, FRANK: »The Nurses' Health Study I«, 1976
[2] WILLETT, WALTER C.: »The Nurses' Health Study II«, 1989

Anhang

[1] DUMESNIL, JEAN G. et al.: »Effect of a low-glycaemic index – low-fat - high protein diet on the atherogenic metabolic risk profile of abdominally obese men«, *British Journal of Nutrition*, 2001, 86, 557 –568

Register

A
Abendessen Phase I 70 ff.
Abnahmephase 73
American Heart Association (AHA) 135
Amerikanisches Paradox 20 ff.
Androide Fettleibigkeit 102
Anzahl der Mahlzeiten 47
Aperitif 68, 76
Apfel-Nuss-Kuchen 128
Aufbau von Fettreserven 71
Ausgleich von Ausnahmen 96

B
Bauchspeicheldrüse 27 f., 45, 94
Beilagen Phase I 66
Bier 68
Bierhefe 53
Bio-Impedanz-Analyse 101
Blumenkohlterrine 107
Blutzuckergehalt 27 f.
Blutzuckerspiegel 27 f., 30, 35, 39, 51, 54, 66, 78, 91
Blutzuckerspitze 27
Blutzuckersteigerndes Ergebnis 78 f.
Body-Mass-Index, BMI 100 f.
Bohnen-Tomaten-Salat 108
Brokkolicremesuppe 109
Brot 54, 58, 69, 91

C
Cerealien 55
Champignonsoße 109
Chicorrée-Schinken-Käse-Auflauf 110
Cola 68, 90

D
Dauer von Phase I 73
Depres, Prof. Jean-Pierre 134

Dessert
 siehe auch Nachtisch 69, 71
Dumesnil, Prof. Jean 134 f.

E
Eistee 68
Eiweiß-Fett-Frühstück 56
Eiweiß-Fett-Menüs mit Kohlenhydraten 103
Eiweiß 40 f., 26
Eiweißquellen 40, 53
Energiewert 25
Entenbrustfilet 111
Ernährungsgleichgewicht 41, 47, 75
Ernährungs-Pyramide 42

F
Fette 26, 38 ff., 50 f.
Fettgehalt 52
Fettleibigkeit 20 ff., 100 ff.
Fettreserven 35
Fettreserven, Aufbau von 71
Fettsäuren 38
Fettzellen 102
Fisch 51, 59, 63 ff.
Fischfette 16, 40, 44, 48, 76
Fruchtsäfte 54
Frühstück Phase I 51 ff.

G
Gebäck 52, 69
Gefüllte Steinbuttfilets 112
Gemüse 36, 52, 57, 61, 63
Getränke 53, 68, 90
Getreide 54, 91
Getreideflocken 53 f., 55, 56
Getreideprodukte 55
Gewichtsabnahme 35, 41, 51, 73 f., 78, 98 f.
Gewichtsabnahme, erschwerte 95

Gewichtszunahme 23, 28 f., 35, 39, 41, 78
Gewürze 66
GI-Tabelle 31 ff.
GL-Tabelle 85 ff.
Glukagon 27
Glukose 26 ff.
Glukosegehalt 27
glycaemic load
 siehe glykämische Last
Glykämie 27 f.
Glykämiepotenzial 30
Glykämiespitze 27
Glykämische Last (GL) 45, 83 ff. 143, 144 ff.
Glykämischer Index (GI oder GLYX) 15, 17, 30 ff.
Glykogen 28, 98
Griechischer Salat 113
Gynoide Fettleibigkeit 102

H
Hähnchen baskischer Art 114
Hähnchen-Gemüse-Topf 115
Harvard-Lebensmittelpyramide 23 f., 41
Hauptgericht Phase I 65, 71
Health Professionals' Study 143
Herz-Kreislauf-Erkrankungen 17, 105, 139
Hotdogs 58
Hühnerbrust in Folie gegart 116
Hülsenfrüchte 36, 42, 91
Hunger 57
Hyperglykämie 28

I
Insulin 27 f., 35, 39 f., 137 f., 141 f.
Insulinantwort 28
Insulinausschüttung 27

J
Joghurt-Himbeer-Eis 129

K
Kabeljau 117
Kaffee 55
Kakao 55
Kalorien 26 ff., 135 ff.
Kartoffeln 34, 36 f., 91
Kichererbsenpüree 117
Kohlenhydrat-Abendessen 72
Kohlenhydrat-Frühstück 52
Kohlenhydrat-Menüs,
   ohne Fett 105
Kohlenhydrat-Stoff-
   wechselreaktionen 27
Kohlenhydrat-Tabelle 85 ff.
Kohlenhydrate 29 ff., 44 f., 51
Kohlenhydratkonzentration
   83 ff., 144 ff.
Konfitüre 53
Kräutertee 68

L
Lammkeule 118
Lauchquiche 119
Limonade 68
Linsen 26 ff.
Lipide *siehe* Fette
Lipogenese 28

M
Mahlzeiten, Anzahl 47
Makronährstoffe 30
Marinierte Lachsfilets 120
Menü-Beispiele für Phase I 103 ff.
Mikronährstoffe 30
Milch- und Sojaprodukte 53
Mineralwasser 68
Mittagessen Phase I 57
Modifizierte Stärken 49

Montignac-Pizza 60
Moussaka 120
Mousse au Chocolat 130
Müsli 106

N
Nachtisch *siehe* auch Dessert 67
Nährwert 25 ff.
Nurses' Health Study 143
Nutritive Eigenschaften 26

O
Obst 36, 42, 52, 54, 62, 71 f., 91,
Olivenöl 39, 44
Omega-3-Fettsäuren 40, 51, 76
Orangen-Kaltschale 131

P
Phase I 45, 47 ff.
Phase I, Dauer 73
Phase II 45, 74, 77 ff., 92, 96
Phase II mit/ohne Ausnahmen 81
Pizza (Montignac) 59 f.
Pommes frites 26 ff., 37, 93
Prinzipien der
   Montignac-Methode 44
Putenrahmschnitzel 121

R
Ratatouille 122
Regeln für Phase I 75
Rezepte 106 ff.
Rohkost 61, 63, 93

S
Salat 59
Salatbüfett 60
Salatdressing 59
Salz 66
Sandwich 58 f.
Sättigungsgefühl 41 f., 57, 135 f.

Schokolade 67 f., 70
Schrotbrötchen 106
Schwarztee 68
Soufflé 123
Spargel-Champignon-Salat 123
Sport 97 ff.
Stoffwechselpotenzial 29, 139, 142
Studien 134, 143
SUVIMAX-Studie 23

T
Tee 53, 55
Tomaten-Mozzarella-Salat 125
Tomatenauflauf 124
Trans-Fettsäuren 39, 51
Tremblay, Prof. Angelo 134

U
Überzuckerung 28
Unterzuckerung 137

V
Vegetarier 105
Vollkornbrot 42, 54 f., 69, 91
Vollkorngetreide 36
Vollkornknäckebrot 54, 69
Vollkornspaghetti
   mit Zucchini 127
Vorspeisen Phase I 63 f.

W
Wein 68
Weißmehl 37, 48
Weizenkeime 53

Z
Zucker 37, 49
Zwischenmahlzeit 47, 57

Die Montignac-Methode

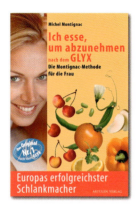

Michel Montignac

ICH ESSE, UM ABZUNEHMEN NACH DEM GLYX

Die Montignac-Methode für die Frau

völlig neu, komplett 4-farbig

Die Montignac-Methode ist im Vergleich zu anderen Diäten **die beste.**
Michel Montignac zählt seit 20 Jahren zu den führenden Köpfen in der Diätetikszene, die sich durch jahrzehntelange irrtümliche und widersprüchliche Empfehlungen im Umbruch befindet.
Er war **der Erste** dieser Ernährungsrevolution, der den Zusammenhang zwischen glykämischem Index (GI/GLYX) und Übergewicht erkannte und veröffentlichte.
International bedeutende Ärzte unterstützten ihn bei seinem Vorhaben, das Grundprinzip der herkömmlichen kalorienreduzierten Diäten zu widerlegen, die letztendlich einer Gewichtsabnahme entgegenwirken.
Ständige Forschung sowie zahlreiche Studien bilden die Grundlage zur Weiterentwicklung und laufenden Überarbeitung der Montignac-Methode.

Montignac beweist: Eine Umstellung der Ernährung reicht aus,
- um Übergewicht zu verlieren
- den Cholesterinspiegel zu senken
- Diabetes Typ II vorzubeugen

Die wissenschaftlich bewiesene Methode, die europaweit Millionen Diätverdrossene begeistert.

Abnehmen ohne zu hungern
Schlank & fit für immer

ISBN 3-930989-17-4   [D] € 16,80 · [A] € 17,20 · sFr 28,80

Die Montignac-Methode

Michel Montignac

DIE MONTIGNAC-METHODE
... essen und dabei abnehmen

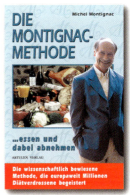

Eine große amerikanische Studie aus dem Jahr 1997 hat gezeigt, dass man paradoxerweise trotz verminderter Nahrungszufuhr und gleichbleibender Bewegung weiter zunehmen kann.

Diese Feststellung traf Michel Montignac schon vor mehr als zehn Jahren in der ersten Version seines Buchs «Je mange donc je maigris» (Ich esse, um abzunehmen), das seitdem in zahlreichen Ländern einer der größten Bestseller seiner Sparte geworden ist.

Michel Montignac zeigt, dass Übergewicht und Fettleibigkeit nur aus einer falschen Nahrungsmittelauswahl resultieren, die Stoffwechselprozesse auslöst, die wiederum zur Gewichtszunahme führen. Er erklärt, warum kalorienreduzierte Diäten abwegig und immer zum Scheitern verurteilt sind. Man versteht jedoch vor allem, warum es ausreicht, die Ernährungsgewohnheiten umzustellen, um überflüssige Pfunde zu verlieren, ohne danach wieder zuzunehmen.

In dieser neuen, komplett überarbeiteten Version des Buches sind die Ernährungsprinzipien des Autors noch ausgewogener und seine Aussagen somit noch überzeugender. Denn mittlerweile kann er sich auf die Erfahrung von Hunderten von Ärzten stützen, die seit über zehn Jahren die Methode verordnen, sowie auf zahlreiche wissenschaftliche Studien, die in den letzten Jahren veröffentlicht wurden.

Die neue Version der Montignac-Methode ist mehr denn je eine einzigartige Hoffnung für all diejenigen, die sich mit ihren überflüssigen Pfunden herumschlagen.

[D] € 14,80 • [A] € 15,30 • sFr 25,80

ISBN 3-930989-11-5

Die Montignac-Methode

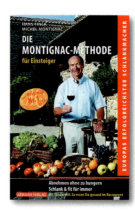

Hans Finck / Michel Montignac

DIE MONTIGNAC-METHODE FÜR EINSTEIGER
Abnehmen ohne zu hungern
Schlank & fit für immer

Die wissenschaftlich bewiesene Methode zur Gewichtsreduktion mit Langzeiterfolg sowie zur Cholesterinspiegelsenkung

Vor über zehn Jahren entdeckte der französische Ernährungsfachmann Michel Montignac den Zusammenhang zwischen moderner Ernährung, Blutzuckerspiegel, Insulin und Gewichtszunahme. In seinen Ernährungsratgebern, die **europaweit bereits über 16 Millionen Mal** verkauft wurden, beschreibt er den Ausweg aus der Ernährungsfalle, die so viele Menschen in aller Welt scheinbar unaufhaltsam übergewichtig werden lässt.

Zunächst wurde Michel Montignac nicht ernst genommen. Mittlerweile ist seine Methode jedoch durch viele Studien wissenschaftlich bewiesen. Unzählige Diätverdrossene sind mit Michel Montignacs Hilfe schlank geworden und schlank geblieben.

In dieser Kurzeinführung fasst der deutsche Medizinjournalist und Fachautor Hans Finck zusammen mit Michel Montignac noch einmal alle wesentlichen Elemente der Methode in knapper, klarer und übersichtlicher Form zusammen. So können Sie sich rasch informieren und sich sofort am eigenen Leib von der Wirksamkeit der Montignac-Methode überzeugen.

ISBN 3-930989-13-1   [D] € 12,80 • [A] € 13,20 • sFr 21,80

Montignac-Rezepte

Michel Montignac

**MONTIGNAC
REZEPTE UND MENÜS**
oder
Die feine Küche nach der
Montignac-Methode

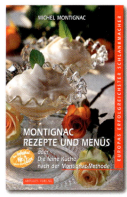

Mit einer revolutionären Ernährungsmethode, die nunmehr seinen Namen trägt, hat Michel Montignac in den letzten Jahren die Welt der herkömmlichen Diätetik erschüttert.
Er hat die Wirkungslosigkeit und die Gefahren restriktiver kalorienreduzierter Diäten angeprangert und aufgezeigt, dass eine einfache Umstellung der Ernährungsgewohnheiten das beste Mittel darstellt, um zu einer Gewichtsabnahme und einer größeren Vitalität zu gelangen. Dieses Buch »Rezepte und Menüs« ist somit eine notwendige Ergänzung der Werke »Ich esse, um abzunehmen« und »Essen gehen und dabei abnehmen«, die zu internationalen Bestsellern wurden, sowie »Die Montignac-Methode für Einsteiger«.
Die Leser werden erstaunt sein, ein Kochbuch vorzufinden, das nicht nur auf die regionale Kochkunst Wert legt und vom guten und genießerischen Essen handelt, sondern auch die Gesundheit mit einbezieht.
Außerdem werden Sie zu Ihrer Verwunderung erfahren, dass Wein, Schokolade, und Käse aus Rohmilch so außergewöhnliche Ernährungseigenschaften besitzen, dass sie nunmehr zum Verzehr empfohlen werden, um eine Senkung des Cholesterinspiegels zu erreichen.

**Das Original Kochbuch
zur MONTIGNAC-METHODE**

Die wissenschaftlich
bewiesene Methode,
die europaweit Millionen
Diätverdrossene
begeistert.

Zahlreiche Farbabbildungen
[D] € 17,80 · [A] € 18,30 · sFr 29,80

ISBN 3-930989-00-X

Montignac-Rezepte

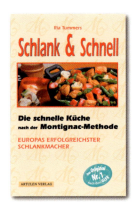

Ria Tummers

SCHLANK & SCHNELL
Die schnelle Küche
nach der Montignac-Methode

Mehr als 150 Rezepte, mit denen Sie im Handumdrehen große und kleine Menüs zusammenstellen können. Auch Ihre Gäste, die die MONTIGNAC-Methode noch nicht kennen, werden von Ihrer neuen »Diät« überrascht und begeistert sein.

Ria Tummers hat sich beruflich wie auch privat dem leckeren Essen und Trinken verschrieben. In den letzten Jahren hat sie sich in den Niederlanden als Autorin von Fachbüchern für die Gastronomieausbildung einen Namen gemacht. Kulinarische und didaktische Beratung ist ihr Spezialgebiet. Rias liebstes Hobby war schon immer das Kochen und vor allem das gesellige Tafeln mit Gästen. Und nach dem guten Essen kam immer die Diät. Aber das Thema ist inzwischen passé, denn von Freunden bekam sie den Geheimtipp: die Montignac-Methode.

Nach sechs Wochen Montignac-Methode (Phase I) hatten Ria und auch ihr Mann 12 Kilo abgenommen. Danach (in Phase II) gelang es ihnen, ihr Gewicht zu halten, sehr zum Erstaunen der beiden Diäterfahrenen, die nach den früher unternommenen Abmagerungskuren immer wieder zugenommen hatten. Dank des unkomplizierten Ernährungsprinzips von Montignac war die Umstellung auch im normalen Tagesablauf mit Leichtigkeit zu meistern – denn gerade Berufstätige wissen, wie schwierig das manchmal sein kann.

Da ihr aber nur die bis dahin aus dem Französischen übersetzten Montignac-Rezepte zur Verfügung standen und die hiesige Küche doch andere Zutaten und Zubereitungsarten kennt, entstand der Gedanke, neue Rezepte zu entwickeln. Ria Tummers nahm diese Herausforderung an und schrieb ihre Rezepte auf: Haupt- und Zwischengerichte, Salate, Snacks und vieles mehr – alle schmackhaft, einfach und schnell in der Zubereitung.

Zahlreiche Farbabbildungen

ISBN 3-930989-06-9   [D] € 17,80 • [A] € 18,30 • sFr 29,80

Montignac-Rezepte

Gabriele Lehner

SATT & SCHLANK
Die deutsche Küche nach der Montignac-Methode

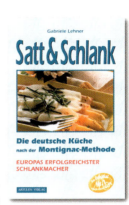

Solange Gabriele Lehner zurückdenken kann, haben Essen, Kochen, Backen und Diäten in ihrem Leben eine große Rolle gespielt.
Noch zu Hause bei Eltern und Großmutter lernte sie die traditionelle, oftmals kalorienreiche fränkische Küche kennen und übte sich bereits früh im Kochen und Backen. Später verwöhnte sie ihre eigene Familie mit ihrem Hobby, und ein gutes gemeinsames Essen wurde zu einem wichtigen Bestandteil des Familienlebens. Leider blieben diese Gaumenfreuden nicht ungestraft, so dass zwangsläufig immer wieder neue Diäten von ihr und ihrem Mann ausprobiert wurden. Der Erfolg dieser Abmagerungskuren war jedoch meist nur von kurzer Dauer.
Wie viele andere Anhänger der Montignac-Methode haben auch Gabriele Lehner und ihre Familie den Tipp, es mal mit Montignac zu probieren, von Freunden bekommen. Innerhalb eines Vierteljahres (Phase I) bestätigte sich der Erfolg der Methode: Ihr Mann hatte 16 kg abgenommen, ihre Mutter 17 kg. Sie selbst kann seit dieser Zeit ihr Wohlfühlgewicht problemlos halten.
Auf den Geschmack gekommen, sich »bewusst« zu ernähren, aber auch angeregt durch die Kritik ihrer damals 13-jährigen Tochter, reifte in ihr der Gedanke, ihre deutsche Küche »montignac-fähig« zu machen.
Das Ergebnis ist dieses Buch, das sowohl für Neulinge als auch für »alte Hasen« der Montignac-Methode gleichermaßen geeignet ist.

Zweihundert wohlschmeckende Rezepte, für jeden Anlass, oft einfach und schnell zubereitet, dem deutschen Alltagsleben angepasst, mit gängigen Zutaten aus dem Supermarkt, dem Reformhaus oder dem Bioladen.

Überzeugen Sie sich einfach selbst von der deutschen Küche nach der MONTIGNAC-METHODE!

Zahlreiche Farbabbildungen
[D] € 17,80 • [A] € 18,30 • sFr 29,80

ISBN 3-930989-10-7

Montignac-Rezepte

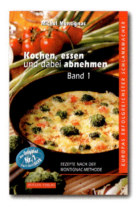

Michel Montignac

KOCHEN, ESSEN UND DABEI ABNEHMEN BAND 1
Rezepte nach der Montignac-Methode

»Kochen, essen und dabei abnehmen Band 1« – ein Rezeptbuch der besonderen Art, denn alle Rezepte sind auf die von Michel Montignac begründete, nach ihm benannte und seit mehr als zehn Jahren bewährte Montignac-Methode abgestimmt. Die zahlreichen brillanten Farbabbildungen lassen dem Betrachter regelrecht »das Wasser im Munde zusammenlaufen«.

Das ernährungswissenschaftliche Konzept der Montignac-Methode beruht auf einer einfachen langfristigen Umstellung der Essgewohnheiten, deren positive Wirkung bereits von mehreren Studien wissenschaftlich bewiesen wurde. Dabei handelt es sich nicht um eine Diät des radikalen Verzichts, sondern um eine gesundheitsfördernde Ernährungsumstellung, die uns, falls wir wie so viele, nach jahrelangen kalorienreduzierten Diäten völlig den Spaß am Essen verloren haben, wieder mit der Lust und Freude am Essen versöhnt.

In diesem Rezeptbuch finden Sie eine Fülle von Vorschlägen, die sich leicht nachkochen lassen und nicht nur zum Abnehmen geeignet sind, sondern auch einer Gewichtszunahme vorbeugen und sich positiv auf Ihre Gesundheit und Vitalität auswirken sowie das allgemeine Wohlbefinden steigern.

Wer die MONTIGNAC-METHODE bereits kennt oder sie gerade neu entdeckt, wird anhand dieses Buches mit Begeisterung feststellen, dass Gesundheit, Ernährungswissenschaft und feine Kochkunst hervorragend zusammenpassen.

Zahlreiche Farbabbildungen

ISBN 3-930989-15-8 [D] € 17,80 [A] € 18,30 sFr 29,80

Montignac-Rezepte

Michel Montignac

KOCHEN, ESSEN UND DABEI ABNEHMEN BAND 2

Rezepte nach der Montignac-Methode

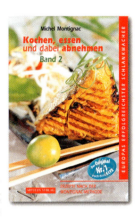

»Kochen, essen und dabei abnehmen Band 1« wurde zu einem Bestseller. Dieser zweite Band ist eine Fortsetzung der kulinarischen »Schlankküche« Michel Montignacs. Die Rezepte sind noch leichter und schneller zuzubereiten als die in Band 1. Der Autor berücksichtigte bei dieser Ausgabe außerdem in starkem Maße die Hinweise und Tipps seiner Leser.
Neu sind die Vorschläge für Frühstück, Zwischenmahlzeiten sowie Getränke.

Wenn Sie Band 1 mögen, werden Sie Band 2 lieben!

Im 21. Jahrhundert werden der Ernährungswert sowie die Gesundheit und Freude, die von der regelmäßigen Anwendung Montignacs kulinarischer Vorschläge hervorgehen, weiter an Priorität gewinnen.
Alle Rezepte sind auf die von Michel Montignac entwickelte, nach ihm benannte und seit mehr als 10 Jahren bewährte Methode abgestimmt. Ein Menüplan für 15 Wochen erleichtert den Einstieg.
Der überwältigende Erfolg dieser Methode beruht einerseits auf der Tatsache, dass Übergewichtige innerhalb kurzer Zeit deutlich abnehmen und auch ihr Gewicht ohne zu hungern oder sich spürbar einzuschränken halten können. Andererseits beeinflusst die gesunde und ausgewogene Ernährung das Wohlbefinden, die Vitalität und auch die Leistungsfähigkeit äußerst positiv.

Ein Menüplan für 15 Wochen erleichtert den Einstieg.

Zahlreiche Farbabbildungen
[D] € 17,80   [A] € 18,30   sFr 29,80

ISBN 3-930989-16-6

Michel Montignac hat eine Reihe von Produkten entwickelt, die speziell auf seine Methode abgestimmt sind, so dass die Grundprinzipien einer ausgewogenen Ernährung jeden Tag von denjenigen befolgt werden können, die sich einer gesunden Ernährungsweise verschrieben haben. Es handelt sich dabei um ursprüngliche, ballaststoffreiche Produkte ohne Zuckerzusatz, die ausnahmslos einen niedrigen glykämischen Index (Schlüsselwort der Montignac-Methode) aufweisen.

Diese erste Produktpalette der feinen Küche ist unter dem Namen **Michel Montignac** in etwa 1200 Feinkostgeschäften, Diät- und Bioläden in verschiedenen Ländern erhältlich.

DIE ERSTE PRODUKTPALETTE DER FEINEN KÜCHE

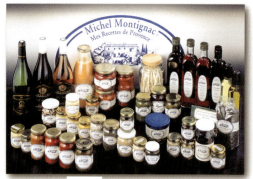
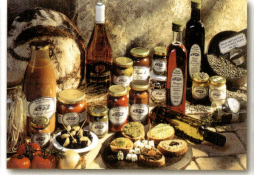

Montignac-Produkte

Diese Produktpalette, bei der ungesättigte Fette und der Verzicht auf Zucker im Vordergrund stehen, beruht auf der Wiederentdeckung des »vollen Korns«. Sämtliche vom Organismus benötigten Nährstoffe sind im Weizenkorn vorhanden (Vitamine, Mineralsalze, Spurenelemente, essentielle Fettsäuren, pflanzliche Proteine und Ballaststoffe).

… JETZT AUCH HIERZULANDE IM HANDEL

Durch das niedrige Ausmahlen von Mehl werden sie jedoch fast alle entfernt, so dass nur noch Stärke übrig bleibt. Mehl aus vollem Korn ist naturbelassen und enthält somit nicht nur sämtliche Nährstoffe, sondern gewährleistet auch einen niedrigen glykämischen Index (35–40 je nach Ausmahlungsgrad gegenüber 70–85 bei Weißmehl).

Dabei sind folgende Produkte besonders zu erwähnen:

- Vollkornbrötchen aus der Bäckerei
- ungezuckerte Fruchtmarmelade aus 100 % Früchten
- Vollkornteigwaren aus Hartweizen aus biologischem Anbau
- Bitterschokolade mit einem hohen Kakaoanteil (72, 85 oder 99 %)
- ballaststoffreiches, ungezuckertes Müsli
- Kompott, Püree, Fruchtsaft, Soja, Trockenfrüchte, Fruktose, Saucen, Gewürze … unverfälscht hergestellt, ohne Zusatz von Konservierungsmitteln und Zucker
- Reis, Hülsenfrüchte, Öl, Gewürze und provenzalische Saucen

Verkaufsstellen-Information:

NATURGIE S.A.

36, rue de l´Alma – BP 250
92602 Asniéres Cedex
FRANCE
Telefon: 0033 (0)1 47935959
Fax: 0033 (0)1 47939244
E-Mail: export@naturgie.com
www: michelmontignac.tm.fr

Weitere Informationen

Über die MONTIGNAC-METHODE sind folgende Bücher erschienen:

- **Ich esse, um abzunehmen nach dem GLYX Die Montignac Methode für die Frau**
  (Michel Montignac)
- **Die Montignac Methode**
  (Michel Montignac)
- **Die Montignac-Methode für Einsteiger**
  (Hans Finck und Michel Montignac)
- **Essen gehen und dabei abnehmen**
  (Michel Montignac)
- **Essen und dabei jung bleiben**
  (Michel Montignac)
- **Kochen, essen und dabei abnehmen** Band 1
  (Michel Montignac)
- **Kochen, essen und dabei abnehmen** Band 2
  (Michel Montignac)
- **Meine Rezepte aus der Provence**
  (Michel Montignac)
- **Montignac Rezepte und Menüs**
  (Michel Montignac)
- **Satt & Schlank**
  (Gabriele Lehner)
- **Schlank & Schnell**
  (Ria Tummers)

Vom selben Autor sind folgende zusätzliche Werke erschienen:

- **Gesund mit Schokolade**
  (Michel Montignac)
- **Jeden Tag Wein**
  (Michel Montignac)

Internationale Ausgaben:

Frankreich:

- Comment maigrir en faisant des repas d'affaires
- Je mange donc je maigris!
- La méthode Montignac: Spécial Femme
- Mettez un turbo dans votre assiette!
- Recettes et Menus Montignac
- Je cuisine Montignac (Band I und II)
- Restez jeune en mangeant mieux
- Boire du vin pour rester en bonne santé
- La méthode Montignac de A à Z

Weitere internationale Ausgaben sind in folgenden Ländern erschienen:

- Finnland
- Großbritannien
- Italien
- Island
- Israel
- Kanada
- Kroatien
- Lettland
- Niederlande
- Polen
- Portugal
- Rumänien
- Russland
- Schweden
- Spanien
- Türkei
- USA